我战胜了淋巴瘤

17位淋巴瘤患者的真实康复故事

组织编写 **淋巴瘤之家**　　执 笔 **杜 峥**　　插 画 **诺拉（Nora）**

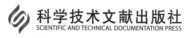

科学技术文献出版社
SCIENTIFIC AND TECHNICAL DOCUMENTATION PRESS

·北京·

图书在版编目（CIP）数据

我战胜了淋巴瘤：17位淋巴瘤患者的真实康复故事 / 淋巴瘤之家组织编写；杜峥执笔. —北京：科学技术文献出版社，2024.5（2025.2 重印）

ISBN 978-7-5235-1377-4

Ⅰ.①我… Ⅱ.①淋… ②杜… Ⅲ.①淋巴瘤—诊疗 Ⅳ.① R733.4

中国国家版本馆 CIP 数据核字（2024）第 100677 号

我战胜了淋巴瘤：17 位淋巴瘤患者的真实康复故事

策划编辑：袁婴婴　责任编辑：袁婴婴　责任校对：王瑞瑞　责任出版：张志平

出 版 者	科学技术文献出版社
地　　址	北京市复兴路15号　邮编 100038
编 务 部	(010) 58882938、58882087（传真）
发 行 部	(010) 58882868、58882870（传真）
邮 购 部	(010) 58882873
官 方 网 址	www.stdp.com.cn
发 行 者	科学技术文献出版社发行　全国各地新华书店经销
印 刷 者	北京地大彩印有限公司
版　　次	2024 年 5 月第 1 版　2025 年 2 月第 2 次印刷
开　　本	880×1230　1/32
字　　数	129千
印　　张	8
书　　号	ISBN 978-7-5235-1377-4
定　　价	86.00元

序一

只有病友更懂你

2011 年，尚在攻读有机化学硕士研究生的我，被确诊为霍奇金淋巴瘤。彼时身处校园，时间充裕，上网频繁，然而想要获取有关淋巴瘤的相关资讯，却绝非易事。在这段漫长的治疗历程中，我的心情跌宕起伏，而每一次情绪的高潮，皆源于对疾病及治疗方式多了几分深刻的认知。

根据国际淋巴瘤联盟 2018 年发布的《全球淋巴瘤患者调研报告》显示：患者所掌握的信息越丰富，其个人在治疗中所获的益处就越大。这些益处涵盖了住院率降低、自理能力增强、对治疗满怀信心、积极配合医生，以及更易回归社会等方面。

毫无疑问，这皆是每一位淋巴瘤患者梦寐以求的。回首淋巴瘤之家走过的十余个春秋，我们最为正确的举措，便是始终支持病友之间的相互交流，高度重视病友与医生的交流，还举办了众多医患见面会，创作了大量科普文章、专家访谈及病友访谈。这些努力使得晦涩难懂的医学知识转化为患者易于理解的通俗语言和科普内容。

在这些行动的背后，源于我内心深处的笃信：唯有病友才最懂病友。目睹病友们康复、组建家庭，甚至生育子女，回归社会正常工作与生活，我由衷地为他们感到欣喜，更为淋巴瘤之家及自己深感自豪。

淋巴瘤之家已成立十余年，见证了无数生命的奇迹。我始终怀揣着一个愿望，期望这些故事、这些人被一一记录下来，希望后来者即便罹患疾病，也不会感到孤独。因为已然有众多勇士为他们开辟出了一条虽少有人走，但只要勇敢前行便能迎来光明的道路。

谨以此书献给你——每一位因淋巴瘤结缘而翻开此书的朋友。祝福你，在阅读的进程中，获取力量，习得方法，树立起战胜淋巴瘤的坚定信心。期待有一天，你也能谱写属于自己的"我战胜了淋巴瘤"。

淋巴瘤之家 创始人

洪飞

翻开这本书，你将目睹生命的另一种绽放

　　这本书绝非仅仅是 17 个关于淋巴瘤患者的故事，更是 17 个生命于困境之中所展现出的无畏姿态。这些故事恰似夜空中璀璨的星光，照亮了我们对于生命的认知，也为那些正在与病魔苦苦抗争的灵魂指明了方向。

　　身为一名医生，我目睹了他们从深陷绝望到重燃希望的华丽蜕变。犹记那位年轻患者，初诊时的痛楚不堪，眼神中的迷茫与恐惧，以及治疗期间的苦苦挣扎与煎熬。如今，他已成为一位自信的丈夫，爱情成为他战胜病魔后最为美好的礼物。他重新拾起了对生活的热忱，尽情享受着每一个阳光明媚的日子。这些故事一次又一次地提醒着我，生命的韧性是何等强大，即便面临艰巨的挑战，也能够绽放出绚烂的光彩。

　　每个故事皆饱含着真实与感动。您将读到他们的挣扎

与苦痛，也能够体悟到他们的坚韧与勇敢。他们究竟是如何于绝望之中觅得希望，并再度燃起对生活的激情，以积极向上、乐观豁达的态度迎接未来的？本书将会给你答案，领悟其中奥秘。

值得注意的是，这些故事见证了淋巴瘤治疗方式的显著进步。当下，我们具备了更多更为精准的治疗方案，以及更具成效的药物，这些进步正在缔造众多奇迹，为更多的患者带来了崭新的生机。

他们战胜了淋巴瘤，亦战胜了自己。他们向我们表明，疾病不单带来了伤痛，更促使我们重新审视生命，活出真实的自我。他们凭借自身的经历鼓舞着那些正在与病魔搏斗的人们，告知他们，只要勇敢面对，坚持治疗，你也能够成为战胜病魔的勇士。

请翻开这本书，聆听他们的心声，感受生命的奇妙。愿这些故事赋予你勇气与力量，让你在人生挑战面前信心满满，奋勇向前。

复旦大学附属肿瘤医院　淋巴瘤科主任医师

陶荣教授

目录

1

从『被拯救者』到『拯救者』

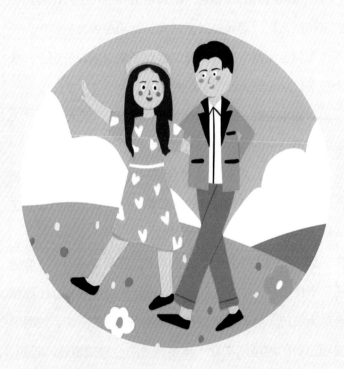

被采访者：月萌

从霍奇金淋巴瘤转非霍奇金淋巴瘤，经历自体移植，目前 CR 13 年
从外贸公司职员、女程序员、自由职业者到"淋巴瘤之家"工作人员

坏运气来了

大约有 12 年，月萌喝不下白开水，只能靠果茶、饮料来补充水分，这种状况至 2021 年秋天才慢慢得以改善。

此刻眼前的她，面色红润，神情平和，言谈爽快，有一种北京人特有的松弛感，鹅黄色卫衣的左上方印着海绵宝宝和派大星，更显减龄。其实，她和海绵宝宝同年，只不过海绵宝宝是巨蟹座，而她是双子座。她评价自己，像个孩子，从小到大就爱看动画片。

海绵宝宝说："生活就是一桶木头屑。"派大星说："人生就是不公平的，你慢慢习惯吧。"

很久以前，月萌把这些台词只当作台词，2009 年是一个转折点，她开始从这些看似简单的言语里慢慢品出了一些不同的况味。

那一年国内外发生了很多大事，三鹿集团因"三鹿奶粉"事件破产，中央电视台新大楼着火，甲型 H1N1 流感全球大流行，然而月萌没有时间关心外界的一切，彼时学编程出身的她刚刚毕业 1 年多，一门心思做事业。起初，她就职于一家外贸公司，月薪一万多，提成结算用美元。挣钱过瘾，工作很忙，每天早晨七八点出门，晚上 12 点到家，母亲形容她当时的状态：进门倒头就睡，第二天睡醒又出门了。高强度的工作让她感觉身体吃不消，就跳槽去了一个离家近的医疗公司。正是来新公司的那个春天，她的身体状况悄然变化，先是身上发痒，全身乏力。到了夏天，她时常咳嗽，持续低烧，颈部、锁骨一带肿胀起来。于是她便到朝阳区某医院骨科检查，医生给她拍了胸片后说只是炎症。之后的 1 个月，她咳嗽得更厉害了，有时根本停不下来。公司做医疗的同事看到她肿胀的部位，详聊了病情，就劝她进一步检查，并且说道："你这肯定不是炎症，如果有问题就是个大问题。"她第二天就去了医院，这次挂的是呼吸科，医生当天就让她留院观察，当时肿胀的部位已扩散到了腹股沟和腋下，经过活检，最终确诊霍奇金淋巴瘤（Hodgkin lymphoma，HL）。一番权衡之后，她选择在离家较近的一家医院接受治疗。

很难相信，一个大学毕业不久的年轻人怎么就和癌症扯上关系了呢？权威学术期刊《科学》（Science）杂志上曾经刊登过一篇文章 —— 将癌症称作"一种运气不好导致的疾病"，也可以说癌症本身就是坏运气（bad luck），属于小概率事件。拿淋巴瘤来说，这种源于淋巴造血系统的恶性肿瘤，在我国每年大约有 10 万人确诊，在恶性肿瘤中排名前十，且常见于中青年人群，不少才俊因为这个疾病英年早逝，包括主持人罗京、演员李钰、歌手阿桑、足球运动员张亚林，漫画师熊顿等。

不过，面对淋巴瘤这只人生旅途上的拦路虎，月萌相信自己终将成为虎口脱险的勇士。

这种信心，一方面来自客观事实，淋巴瘤是所有肿瘤中新药最多、最有希望被治愈的肿瘤之一，尤其是她确诊的霍奇金淋巴瘤，80%左右的早期患者经过化疗加局部放疗，就能达到长期缓解和治愈；另一方面来自自身性格，她内心强大，不似小女生那么多愁善感，在游戏世界，无论是《魔兽世界》，还是《王者荣耀》，月萌一律选择近身格斗的战士类职业，从不组队，完全靠一个人的力量闯荡赛场。

何况，在抗击淋巴瘤的赛场上，还有父母在身旁支持她。

月萌说，倘若没有父母的支撑，自己可能不会把抗肿瘤这条路走得这么远。她的父母都是工人，不太会说什么安慰女儿的漂亮话，只是默默地支持与陪伴。父亲在机场上班，从她生病后就再没请过一天假，母亲辞职在家，为她解决所有后顾之忧。月萌说："掏多少钱、用什么药都不用我操心，我只负责踏踏实实治病。"从发现淋巴瘤到今天，她知道治疗中用了很多昂贵且需要自费的药，但是父母怕她心理负担重，至今都没有透露过治病花了多少钱。月萌说:"没进医院我就知道,治疗会很难受,但我得自己撑下来,按医嘱用药,努力把疗程走完,这也是对父母最大的回馈。"

从 2009 年秋天开始,月萌按照医院的方案,一个疗程用药 2 次,共 16 次。她的用药反应很敏感,每次用药都呕吐得厉害,所以她强迫自己睡觉,因为只有睡着了才不会吐,才能把东西消化掉。月萌说,后来甚至发展到每次去医院没等用药就开始吐,据医生分析这可能是来医院次数太多,过分敏感所致。

比呕吐影响更久远的是味觉改变,因为化疗属于"无差别攻击",含有毒性的药物会攻击人体内的每一个细胞,无论是癌细胞,还是正常细胞。味觉改变,或者叫味觉障碍,都是由于味觉细胞被破坏而导致的,通常 3 个月即可恢复正常。由于这种改变并不威胁患者生命,往往被医护人员忽视,却会给患者的生理、心理和社交造成严重影响,降低生活质量。有些患者在化疗期间经常食不下咽,觉得菜不新鲜,肉味不对。而月萌的表现是总感觉白开水里有一股让人反胃的怪味,那不是一种单纯的苦味,它像一种难以忍受的药味。也许是用药太频繁,也许是心理作用,她渐渐对白开水避之不及,除了服药,每天主要靠喝茶补充水分,这种习惯整整延续了 12 年。

尽管用药过程痛苦，但是总体趋势向好。医院的治疗方案是，每个疗程住院 3～4 天，间隔 14 天来院 1 次；后来改成每个疗程连住 7 天，间隔 21 天来院 1 次。该方案疗效明显，刚开始月萌还需要母亲陪着上医院，后来她可以一个人去接受治疗了。

2010 年春天，8 个疗程结束，淋巴瘤已然消失。结束治疗那天，她觉得大病已愈，一边走过医院里开得正艳的樱花、牡丹、映山红，一边憧憬着未来正常的工作和生活。

谁承想仅过了半年，噩梦又一次降临，她发现身上又肿了起来，马上去医院检查，医生说，还是淋巴瘤，不光复发，而且转型了 —— 这次是介于弥漫大 B 细胞淋巴瘤和霍奇金淋巴瘤之间不能区分的亚型。

确诊之后，月萌第一时间上网查资料，发现这个病比霍奇金淋巴瘤更复杂，网上资料极少，治疗手段和用药选择非常有限，治愈率极低。那一刻，这位坚强的战士崩溃了，一个人难过得大哭了一场。

只不过，月萌把崩溃的这一刻留给了自己，从没有让父母看见，就像父母也从没有让她看见他们脆弱的时候一样。

没有多难，就是坚持

霍奇金淋巴瘤康复不到半年，又转型成了非霍奇金淋巴瘤，这个结果可怕得有些超现实，但它还是发生了。短暂的崩溃过后，她像打不倒的圣斗士一样，内心那个不屈的小宇宙又一次点燃起来，促使她再一次走上抗肿瘤的战场，继续把这场战争打完。月萌说："不坚强也没办法，还有爸妈呢。"她的态度强韧又洒脱，哪怕失败也无所谓，在她眼里"活一年赚一年"。

无论中外，在经历过重大人生变故之后，许多人会尝试寻求精神寄托，如烧香拜佛，而月萌当时虽然重病缠身，却对神佛之说完全免疫。"说句有点逆天的话，我认为如果世间真有神佛、有因果报应那一说，那我这辈子根本没做过坏事，就不该得这场病，既然你让我得病了，我不要信你，信我自己就好。"月萌说。

决心自己掌握命运的月萌开始积极治疗，借助网络查找用药方案。那时微信还没有普及，还是 QQ、MSN 等网络社群的天下。许多病友通过建立 QQ 群交流病情，她加入了一个大约 500 人的淋巴瘤病友群，并认识了群主、未来"淋巴瘤之家"的创始人 —— 洪飞。

几乎是在月萌的霍奇金淋巴瘤结束化疗的同时，正在攻读研究生的洪飞也确诊了霍奇金淋巴瘤，同样来到了人生的十字路口。他也从此开启了自学淋巴瘤模式，线下寻医问药，线上查资料、和病友交流。2011年夏天，洪飞结束了第17次放疗，成功摆脱了病痛，不久完成了硕士毕业论文答辩，确立了新的人生方向——为淋巴瘤患者服务。

也就在这个时候，月萌因淋巴瘤复发正在进行二线化疗方案，并已经完成了3个疗程，而一剂利妥昔单抗（Rituximab）就要2万多元，全靠自费，并且用药副作用很大，消化系统反应明显，身心俱疲的她有时甚至感觉这副赖以生存的皮囊已经成了自己的敌人。为了找到更合适的治疗方案，她在QQ群里请求病友帮助，洪飞说，自己正好有机会见到著名的淋巴瘤专家，可以代为询问。

看过月萌的病例，了解到她属于淋巴瘤复发的状况，且对化疗敏感，淋巴瘤专家建议进行自体造血干细胞移植，即取患者自身干细胞，待通过大剂量放化疗清除患者体内的肿瘤细胞后，再将预先提取的造血干细胞移植回去，重建正常造血及免疫系统，以最大限度杀灭肿瘤细胞，获得长期缓解和无病生存。

做不做造血干细胞移植，要做几次，是摆在月萌面前的难题。

这种治疗技术优势很明显，既能高效杀灭肿瘤细胞，又能避免连续强剂量化疗对人体器官造成摧毁性的打击。但令人担心的是，它在国内应用不久。月萌患上霍奇金淋巴瘤那年夏天，著名主持人罗京因淋巴瘤不幸逝世，他生前求生意愿强烈，接受了9个疗程化疗，进行了2次造血干细胞移植，一次自体移植，一次异体移植，最终还是被病魔夺去了生命，外界有一种声音认为罪魁祸首不是肿瘤，而是过度医疗；况且，如果月萌选择在原治疗医院继续进行移植，那么她将成为第一个进入这家医院移植舱的患者，疗效有保证吗？

月萌问医生，是不是做完自体造血干细胞移植就不用再用药了？医生给予肯定，这促使她下定决心做自体造血干细胞移植。月萌说：“我在舱里就痛一次，做完这一次就不用做后面的化疗了，要不然还得做四五个疗程，太难受了。”虽然在舱里的用药剂量比过去大很多，但是她想忍过这一次，就能从病痛的炼狱里获得解脱。

也正是因为月萌有意愿成为第一个做造血干细胞移植、进入移植舱的患者，所以医院格外重视，请来该领域的权威教授会诊。这位教授建议做2次移植，而月萌内心很纠结，担心过度医疗，她说：“我从心底里不想做两次，但是我进舱时是按照2次准备的。”

进移植舱前最关键的一步就是自体干细胞的采集。由于她之前做了太多化疗，每一次干细胞"动员"都不能达标，几乎每两次才够得上规定一次的量，只好稍作休养再抽一次。月萌说："抽取干细胞，是一次对意志力与生命力的考验，它是用一个分离机，从手臂上抽出血，经过分离机过滤，再从另一侧手臂输进来，会经历一个很长的过程，这段时间你会缺钙、缺钾、缺锌，还会血压下降，大概降到低压 30 mmHg，高压 50 mmHg。因为血压下降，你会慢慢感觉身体变冷，那很像生命流逝的感觉。当它分离完成，再把你的红细胞输回来，你会有回暖的感觉，好像生命又一点一点回来了，这个过程会循环往复几个小时，有一种死去活来的感觉。"

2011 年盛夏，三伏天，月萌带着忐忑的心情进入了移植舱。所谓移植舱就是一个不足 10 m²、完全密闭的小屋。房间虽小，设备俱全，床头有吸氧和吸痰设备带、床头灯、呼叫器；床对面有三角柜，还有用来打发时间的电视机，以及一些生活必需品。舱内为无菌环境，用的水都要经过几次沸腾，避免接触一丁点细菌。工作人员需要穿无菌隔离衣、戴无菌手套、换无菌拖鞋才可接触室内患者，而进舱之后，患者全身用消毒液消毒，换上医院提供的、消毒过的衣服和被子，还要刮掉所有毛发。

在移植舱里用药，就像"渡劫"。月萌进舱前刮掉了头发，她说："一般的化疗患者都是做完两三个疗程才陆续脱发，但是我的头发掉得很快，舱里只用了一次药，头发就开始往下掉，且由于总掉头发，护士就要反复给我换床单，十分麻烦。一天，护士穿着防护服，坐在床边，让我躺在床上，一根一根地把我的头发全揪掉了。其实当时头发一碰就掉，不碰它都会慢慢蹭在床单上；还有眉毛、睫毛，全掉了。总之，用药反应特别厉害。"

脱发还不算用药最严重的副作用。化疗让体内白细胞急剧下降，人体免疫力遭到严重破坏，月萌在移植舱里有一次发高烧，整整两天，不能用退烧药，只能靠生命力硬扛过去。

这段日子，不仅做移植痛苦不堪，日常生活也充满艰难。拿吃饭来说，每到饭点，护士捧着一个小饭盒进来，米饭满满当当，肉菜种类特别丰富，同时药物君与肿瘤君亦联手为她呈上特色大餐——经过双方一番较量，她长了满嘴血泡，饭菜往嘴里一放，沙疼沙疼的，但那也要使劲吃，因为她知道如果不吃就出不了移植舱。月萌说："自己通常每天要吃四顿饭，每顿饭至少要吃一个半小时，因为嘴里特别疼，我得慢慢蛄蛹着嚼，而且吃饭之前要吃一堆药，吃饭之后又要吃一堆药，还要用各种漱口水漱口。其实这一天在移植舱里说没什么事吧，我也挺忙活的。"

除去疼痛，不断向她挑衅的敌人还有孤独。一间移植舱，每次只有唯一一位用户，家属探视也不如普通病房方便，平时没有人交流，隔壁那间屋被半墙的玻璃挡着看不真切，只能看见里面的人晚上开灯关灯。月萌说："我在舱里2个月，唯一的通信设备就是可视电话，还特别模糊，打不了半个小时就看不见人影了。"舱里不让带手机、电脑，听到人声的机会就靠三角柜上那台小屏幕电视机，当时正值暑假，浙江卫视每天播放8集《新白娘子传奇》，月萌只能用追剧打发时间。

舱里没有钟表，封闭空间也无法看到外面的季节变化，她感觉自己仿佛失去了时间感 —— 也许这正是新生活的开始，就像克里希那穆提所说，时间感的消失即是"涅槃"。

历时2个月的移植舱治疗效果明显，健康细胞收复失地，淋巴瘤逃之夭夭。月萌只做了一次自体干细胞移植就成功出舱，她说："医生本来要求我再做一次移植，巩固一下，他可能觉得做一次移植不能保证完全治愈，而我因为担心过度治疗，没有选择做第二次，因为我这个类型没有标准的治疗方案，医生也是试着来。"

　　即便肿瘤从体内消失，依旧不可掉以轻心，为避免再次复发，月萌每3个月去一次医院做维持治疗，住院半个月，检查、用药治疗加观察。

　　又是一段漫长的岁月。月萌对未来的想象也一直在忧虑和期望这两极之间不停徘徊。"我有时候也想过，如果再来一次，自己还能不能撑住，还治不治？"她说，后来跟朋友聊天时，她曾说如果再患一次肿瘤，父母不在身边的话，自己可能就放弃了，不想再受煎熬了。

　　这一场与淋巴瘤的遭遇战，让月萌失去了很多东西，首当其冲的就是工作。生病以前，她靠编程为业，虽然辛苦但是收入高，现在不太可能了，一是体能不允许，二是用人单位不会答应，"哪个单位会允许你干3个月歇半个月？"维持、观察的这段日子里，月萌只好选择一些个人完成度高的工作谋生，如开淘宝店，但收入并不稳定，只是聊以自遣。

　　恶性肿瘤，不仅会改变患者的身体状况，还会给他们带来巨大的精神压力，加重恐惧、疑虑、忧郁、厌世等情绪，即便是那些康复了的患者，也常常因为生活方式或社会地位的变化而失去生存欲望。有数据显示，癌症患者人群的自杀风险是普通人的4.4倍。因此，肿瘤患者若想重新回归健康，除了进行规范的治疗，还要保持良好的心理状态。

好在，月萌坚强、乐观，没有过多抱怨命运的不公。她说："这么多年来，我发现身边有很多比我年龄更小的患者，有的孩子只有几岁。至少我到工作以后才得病，比他们幸运多了。"虽然这场重病让她暂时失去了事业，宛如进入了退休状态，但是生死面前，一切都是浮云。

在家做自由职业，月萌学会了自得其乐，该去医院的时候去医院，淘宝店上有订单就发发货，没事的时候就在家打打电子游戏。她爱玩《金庸群侠传》，这个游戏有多种不同结局，再加上通关的奖励、掉落的宝物，都会成为她继续坚持下去的动力，吸引着她一遍又一遍地通关，也使她感到每时每刻都有事做，有期待。

况且，月萌还有男朋友，一直爱着她，陪伴着她。他俩大学期间相识，正式交往之后，即使是面对恶性肿瘤这场考验也没有退缩。从两人相识到月萌结束治疗，一直到新型冠状病毒感染（以下简称"新冠"）疫情暴发，每逢节假日他们就携手出行，十几年间共同旅行过30多次，走遍了祖国大好河山，也同游过一些周边国家。

月萌说："不管工作还是生活，很多事没有那么难，只要坚持，没什么过不去的。"在月萌的男朋友单先生看来，两个人能长久地在一起，默契、信任很重要，而双方平时关注的一些事情，在旅行中可能会有不同的想法，这时就是考验双方默契与信任的绝佳机会。出国旅行，攻略做得再好，也会有意外状况，在语言不通的情况下，别人无法帮助，只有依靠两人协力解决问题，达到"1+1＞2"的效果，这与双方应对情感和生活中的风风雨雨是一样的道理。

旅行中常有意外惊喜，例如，有一次他们去香港，遇见了一对同样来自内地的情侣，奇妙的是居然一天之内在不同景点邂逅了彼此3次，他们加了对方微信，至今仍然有联系。月萌也喜欢在旅途中结识新朋友，国内游常常坐火车硬座，和对面乘客开开心心地聊天，不知不觉时间就过去了。

旅行中的奇妙体验让人上瘾，可以暂时忘记时间，忘记生活中的忧虑与遗憾。这种上瘾的感觉，在心理学中有一个对应的专业术语，叫作"心流体验"，也称"酣畅感"。这是美籍匈牙利裔心理学家、积极心理学奠基人米哈里·契克森米哈赖提出的概念，描述的是一种将个体注意力完全投注在某种活动上的状态，完成之后会有愉悦、充实的感觉。心流体验具有以下特征：活动具有挑战性，且需要一定技能；人的注意力完全被其吸引；有明确目标；有即时反馈；从中获得控制感；人可以达到忘我的状态；人忘记了时间感，几个小时像几分钟一样骤然而逝。

心流体验所从事的活动，可以是游泳、爬山、打球、阅读、旅行、电子游戏等，人们都可以从中感受到心流体验，找到快乐和幸福的源泉、继续生活下去的动力。对于肿瘤患者来说，这堪称完美的解药，因为它可以使你在疾病的打击下重新找回健康的生活，如凤凰涅槃一样获得如同普通人甚至高于普通人的人生体验。

月萌就是如此，通过调整心态，从旅行、游戏、生活的点点滴滴中，持续不断地获得良好的心流体验，有事做，有人爱，有期待。自离开移植舱那一天算起，她已经健康生活了十二年，身体和心灵重新和谐统一起来。

帮助病友，是一份高尚的工作

对于病情复发，月萌不是没担心过。2020 年，恰逢新冠疫情暴发不久，她的体重下降了 20 多斤，换成普通女孩或许会欣喜若狂，可是她根本高兴不起来。要知道，当年在移植舱里身体反应那么厉害，体重波动也几乎为零，而恶性肿瘤的表征之一就是突然消瘦，所以她赶紧去医院检查，还好，一切指标正常。

这突发的身体变化，牵动的不只是月萌一个人的心。"淋巴瘤之家"的创始人洪飞对她说，如果淋巴瘤真的复发了，就筹钱为她买 PD-1。当时，这种免疫治疗药物尚未纳入医保，花费大概三四十万元。

洪飞对月萌的病情如此上心，不只出于多年的友情，也因为彼时的月萌已是"淋巴瘤之家"的元老。

最初，"淋巴瘤之家"的雏形还是病友们交流信息的 QQ 群，那时已经有将近 500 名病友和家属。2011 年，洪飞问一位淋巴瘤领域的权威专家能不能请一些专家进群为病友指导，教授问他有没有网站，先上去看看，再进行下一步工作。于是，洪飞和群友们创建了"淋巴瘤之家"网站，供大家讨论关于淋巴瘤的问题。作为成功康复的淋巴瘤患者，洪飞总是在群里、网站上提醒那些康复者："你们康复了一定要告诉大家，这个病是可以治愈的。"随着网站病友数量不断扩大，品牌影响力与日俱增，2013 年 12 月，洪飞和几位网友创立了"淋巴瘤之家"办公室，帮助更多病友一起闯难关。到目前为止，"淋巴瘤之家"有超过 13 万位淋巴瘤病友，分布在全国各地，还有很多海外病友，每年还会有 2 万多新面孔加入组织。

几乎是在"淋巴瘤之家"办公室成立的同时，月萌被动结束了维持治疗阶段。之所以说被动，是因为美国

国立综合癌症网络 [（National Comprehensive Cancer Network，NCCN），每年发布各种恶性肿瘤临床实践指南] 发布了新一年的淋巴瘤指南，上面说月萌所患的淋巴瘤做维持治疗并没有什么效果。"本来我都该去打最后一次了，但是医生说不用打了。"就在维持治疗结束不久，洪飞邀约她来"淋巴瘤之家"工作，一起来帮助病友。

面对这个工作机会，月萌着实纠结了一段时间，因为这意味着自己未来很长一段时间都要频繁接触淋巴瘤病友，而且办公室的同事都有类似的经历，要么本人是曾经的淋巴瘤患者，要么家属是淋巴瘤患者，看上去是那么特殊，或者说另类。遥想最早做程序员之前，自己还在外贸公司工作时，那时候多好啊，出去吃饭都是客户买单，挣钱又快，不好的是没时间花钱。相比以前，如果接受了这份工作，以世俗的眼光来看，似乎从薪资到社会地位，都将有很大落差。

她最终想通，接受邀约，还是缘于自身经历：刚开始患病之所以去仔细检查，就是由于前同事的提醒，说如果有问题就是大问题。如果她不说这个话，月萌可能还拖着，因为医生说她没大事。月萌说："有时候一个人无意的一句话，可能就会让别人少走弯路，少踩一个坑，所以，帮助病友是一份高尚的工作。"

在"淋巴瘤之家",月萌的身份是产品经理,然而她从运营到财务什么活儿都干。同事评价她是一个很靠谱的人,对人对己一视同仁。在月萌眼中,"淋巴瘤之家"是一个有爱的团队,办公室氛围很好,可能是因为大家都看破了生死,将名利看作身外之物,没有寻常职场的钩心斗角,只有互帮互助。

作为"淋巴瘤之家"的员工,月萌要拿出一部分精力来跟病友交流,以过来人的心态和经验,为他们树立榜样。"普通患者对于治疗信息的理解能力大多不足,听不懂医生的方案,这时就需要有人做出通俗化的解释。而且,别人说你能治好,但是如果没有看到真实的案例,你就没有信心。"月萌介绍。

在月萌看来,家人虽然关心你、心疼你,但是他们无法感受患者的痛苦;而医生虽然专业,但不是万能的,也会有信息盲点,更没有那么多时间和精力为每位患者解决心理问题。因此,病友之间更能设身处地、感同身受。月萌说:"跟病友聊天,即便病理分型不一样,即便用药不一样,但是我们有这层身份在,大家也可以聊得来。我们以前会跟病友聚会,很多人从来都没有见过、没有聊过,但是见面以后就会特别亲切,因为我们有共同经历,更容易吐露心声,就像'淋巴瘤之家'那句口

号说的那样 —— 只有病友更懂你。"

工作这些年，月萌看到过各种悲欢离合，有些病友虽然已治愈却对未来一片迷茫，有些病友倾尽家财也没治好，有些病友很可惜，明明有治愈希望却放弃了。当然，更多时候她见证了病友们从治疗到康复的喜悦，常常感到自己从这份情感的联结中获得了能量。

与生病之前相比，月萌像换了一个人，不会再熬夜工作，或者刻意去争一些什么，挣钱不是最重要的，享受生活，开心就好。对于工作，只有一点业务方向上的迷茫，是像现在这样抓各种业务更好，还是专精一门更好？她也在思考。不过，她丝毫不怀疑自己对于这份"高尚的工作"的热情，志愿将它进行到底。

2021年秋天，月萌生命里的新阶段开始了，她和相恋十多年的男友结束了爱情长跑，正式走进婚姻，开始了一段新的人生旅程。之前难以下咽的白开水也恢复了平常的味道……

2

人生别气馁

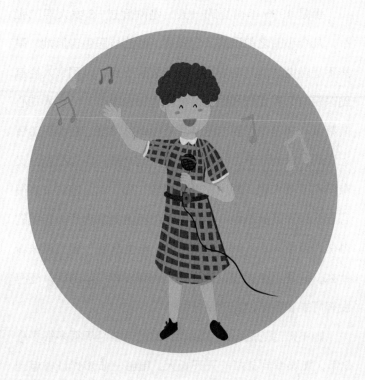

被采访者：张军

60 岁确诊宫颈癌，84 岁确诊弥漫大 B 细胞淋巴瘤Ⅳ期

爱穿连衣裙、大皮鞋的酷奶奶，被医生感叹是生命的奇迹

对外有主见，对己有要求

坐在北京龙潭湖公园的游船上，两岸花木正盛，湖中倒影如梦，张军都顾不得欣赏，一直痴望水面，闷闷不乐。

那是 1995 年初夏的一天，刚刚度过 60 岁大寿的张军，几个小时之前确诊了宫颈癌。肿瘤科医生告诉她，虽然不是晚期，但是病情很重。从医院出来，她和家人径直到医院对面的龙潭湖散心。公园里暖意融融，一家人却心情萧索，匆匆走过园内的亭台楼阁碑林飞瀑。在西码头登上游船，顺流而下，她提议全家一起合影，作为纪念；又专门拍了单人照，想用它作为遗像。那一刻，她对未来很悲观，认为癌症是绝症，也不清楚医生会拿出什么有效的办法，且暂时不了解医生说的"5 年生存率"到底意味着什么，只是不断猜想，自己究竟还有没有 5 年时间，还有没有可能看到新世纪的曙光？

她不知道的是，在这以后，自己还要经历很多很多个 5 年，能够看到孙辈一天天长大，能够一步步见证香港回归、"神舟""嫦娥"驰骋太空、北京两次奥运，还有那波及全球的新冠疫情。

另外，她还要遭遇两种新的肿瘤，在耄耋之年顽强求生，打响一场艰苦卓绝的生命保卫战，成为战友们的榜样。

当年治疗宫颈癌的过程相当曲折。出现症状以后，张军先是去某三级综合性医院检查，被要求马上手术。其女儿沈老师比较谨慎，又带母亲转院至肿瘤医院问诊，在一位擅长妇科恶性肿瘤的专家那里当即被确诊为宫颈癌，分型为鳞状上皮细胞癌，并给出了完全不一样的治疗方案。沈老师回忆说："我们特别幸运遇到这位医生。"当时医生告诉她们，虽然是癌症，但现在我们有办法了。

张军住院以后，放疗、化疗一起配合着来。刚开始化疗还好，但是化疗结合放疗，让她的身体变得敏感，渐渐有些吃不消，头晕、恶心、脱发、呕吐、厌食等各种副作用纷至沓来。她脾气急、有主见，自己看书、查资料之后，发现化疗联合放疗对人体打击特别大，而自己的体感显示其疗效不佳。于是，她向医生反映，能否调整方案？医生也很开明，考虑到患者不耐受，最终少做了2次放疗。

治疗宫颈癌期间，由于放化疗造成体内白细胞过低，张军回家休息了1个月，体力恢复后再回医院将计划中的疗程做完。最终疗效很好，张军出院之后，病情一年多没有反复。医生叮嘱她之后要定期复查，积极锻炼，保持好的生活作息，如果5年之内不复发，就很乐观了。

"5 年生存率"是医学界为了统计癌症患者的存活率，比较各种治疗方法的优缺点，将用大部分患者预后比较明确的情况作为统计指标。科学证明，各种肿瘤在经过根治性治疗后 5 年内不复发，再次复发的机会就会很少，故常用 5 年生存率表示各种癌症的疗效。

从 60 岁开始，张军就这么默默数着算着，夏去秋至，冬尽春来，"肿瘤君"很久没有再来拜访，一个 5 年接着一个 5 年，生活按部就班地过着。北方雾霾严重那几年，正巧亲戚家在南京有房闲置，张军和老伴沈先生喜欢南方气候，于是就搬过去，准备安度晚年。

就在第五个 5 年的最后一年，金陵花开之时，当时已经 84 岁的张军开始感觉浑身不适，疲乏无力、骨节疼痛，有时疼得夜里睡不着觉，并且经常呕吐。为了弄清原因，一家人在 2019 年 4 月 25 日回到了北京。肿瘤医院医生开始怀疑是宫颈癌复发，然而穿刺检查没有任何问题。由于伴随着颈椎、腰椎痛，张军又去骨科做了检查，但依旧未果。

于是，一家人辗转于北京各大医院，做了各项检查，始终弄不清病因。就这样过了 3 个多月，她病得已经走不了路，每次去医院要家人在两旁架着，似乎大限将至。"如果那时候再不确诊，恐怕那一年就很难过去了。"女儿沈老师回忆道。

就在这生死存亡的时刻，他们遇到了一位血液病学的专家。起初，一家人带着张军到普内科对面的疑难杂症科，做了心电图、B超等五项检查，结果显示一点问题都没有。再到普内科这边，医生先问清疼痛的地方，触诊后就给开了CT检查的单子。沈老师说："出来的结果医生一看就认定是淋巴瘤，而且即刻就给转到了血液科医生那儿。"最终张军确诊弥漫大B细胞淋巴瘤Ⅳ期，从10月23日开始化疗。

在住院的那段日子，张军发现自己竟然是病房里年纪最大的住客。邻床有人六七十岁，还有人更年轻，他们仿佛都被病魔折磨得疲惫不堪，萎靡不振。完成1个疗程之后，张军就可以下地走路了。她不仅爱动，还爱聊天，常劝同室的病友多吃饭、多运动，去外边呼吸一下新鲜空气，然而很多人都不吱声，只是躺在床上微觑着她，轻轻摇头。张军说："也许人家身体不好，下不了地，不愿意多说话。"张军年轻时打篮球、做管理干部，所以塑造了她对外有主见，对己有要求的性格，她觉得一个人应该对自己有点要求，这样对工作、对健康都有好处。

治疗淋巴瘤期间，张军有一次起夜发现小便中有血。经过一番检查，最终确诊了早期膀胱癌。淋巴瘤尚未治愈，膀胱癌又来侵袭，雪上加霜的是，那时正值 2020 年 1 月末，新冠疫情暴发，各大医院关闭了病房，因此她的膀胱癌微创手术直到当年 4 月疫情缓解才得以完成。然而，即便每天挂着尿袋，她依然坚持在楼道里走来走去，与病魔周旋。

暮年身负两种癌，张军却并未气馁，也并不恐惧死亡。

抗癌，是一家人的事

1935 年春天，张军出生在黑龙江哈尔滨。父母生了11 个孩子，有 8 个长大成人，而她是家里最后一个女孩，自小担当起照看弟弟的责任。"家里看不上我，什么好事都没有我，所以我性格比较野，"张军说，"从小不富裕，自己要一边念书一边赚钱，作业必须在学校做完，回家再干一些拣黄豆之类的简单工作来换回布料和豆油。"艰苦的生活造就了她外向、强势、不服输的性格。上了初中需要住校，她有了更多自己的时间，爱打篮球，爱在外边跑跑闹闹，还总爱打抱不平 —— 遇见男生欺负女生，放学后她就趴在马路边的下水道里，等欺负人的男孩来了，她就窜出去打他。

20 世纪 90 年代，她刚刚退休，决定发挥余热，就到南方办研究所设计产品，然后由工厂代工。第一单就签订了价值百万的合同，不料订货方不守信用，为了节省成本跳过研究所直接和代工厂签约，让她血本无归。她不认输，决定拿起法律武器维权，然而一番诉讼只是让公司账面上的资金越来越少，这让生性急躁的她受了很大刺激，大发脾气，过了不久就患上了宫颈癌。

"你知道病是怎么得的吗？就是因为你总爱发脾气。"在住院期间，血液科主任告诉她，肿瘤发病和自身情绪有很大关系。

有研究表明，如果一个人经常沉湎于不良情绪中，无疑会使机体抵御疾病的能力下降。不良情绪可以促进癌细胞生长，损伤机体免疫力，还能通过改变机体酶系的活性影响其他化学致癌物质的转变。可以说，不良情绪是生成癌细胞的"催化剂"。

无论她脾气如何、病情如何、经济条件如何，家人都始终和张军站在一起。

"淋巴瘤之家"做这次采访时，老伴沈先生也来到我们相约的咖啡厅，一直坐在旁边，笑眯眯地看着张军 —— 他见识她的脾气 60 多年了，始终像现在一样，不急不恼，不管顺境逆境，唯有默默陪伴。当年妻子患上了膀胱癌，平时沉默寡言的沈先生急在心里，却不太会说什么宽慰的话，只是用当年周总理抗击膀胱癌的故事鼓励她，不要畏惧疾病。女儿沈老师是家里的顶梁柱，从母亲第一次患癌到现在，一直都是她忙前忙后，夜以继日地寻医问药。"应该说，我能够挺过来，一方面是自己身体底子好；另一方面是家里人的照顾，"张军说，"自己于 2019 年 4 月 25 日回到北京，女儿则是当年 5 月 12 日退休，原计划继续教书，结果这几年什么也没干，时间和精力全用来陪伴、照顾自己了。"

为了不辜负家人的付出、医生的努力，张军决定好好活下去，重新让生活回归正轨。她每天按照自己的想法生活，做好眼前的每一件事，就像马丁·路德所说："即使明天是世界末日，今天我也要种下我的苹果树。"

拿吃饭来说，年轻时家庭负担重，张军舍不得给自己买好吃的，节制支出，控制饮食。进入暮年，特别是患癌以后，她决定对自己好一点，加强营养，合理膳食。"我也想通了，我生病后吃的靶向药，买两盒吃 3 个月要五千多块钱。我买好吃的才多少钱啊？"张军说，"自己虽然生病，但胃口一向很好，喜欢吃鸡、鸭、鱼、虾，而且要经常换着吃，鱼吃久了就该买虾了，鸡肉吃腻了就该吃鸭肉了。"她听养生专家说,"没有腿的比两条腿的好,两条腿的比四条腿的好",意思是吃畜肉不如吃禽肉,吃禽肉不如吃鱼肉。从营养角度来说,畜肉脂肪含量高,需要限制脂肪酸摄入量的心血管疾病、高血脂患者不宜多吃;禽肉是高蛋白低脂肪的食物,其中所含的不饱和脂肪酸能起到保护心脏的作用;鱼肉最好,肉质细嫩,比畜肉、禽肉更容易消化吸收,对儿童和老人尤为适宜。

如今,张军保持着合理的作息时间和膳食习惯,日出而作,日落而息。晚间 10 点半休息,清晨 6 点起床,早起准备自己和老伴的早饭,煮好麦片,加上牛奶,再煎两个鸡蛋,摊一个薄饼,切好黄瓜,抹上鸭肉酱。每一顿饭都吃得精细、健康,在她看来,只有填饱肚子,才有精神和疾病打持久战。

医学界早有定论,恶性肿瘤不是饿死的,相反,肿瘤患者必须"富养",摄入分量充足、配比科学的营养物质,才能真正战胜肿瘤。一方面肿瘤使患者食欲减弱、消化功能减弱,治疗带来的不良反应更是让患者食欲大减,进而影响患者从食物中吸收营养;另一方面肿瘤细胞会和正常细胞竞争营养物质,让大量营养不被人体吸收利用。对恶性肿瘤患者进行合理的营养治疗可减少各种不良反应和并发症的发生,改善生活质量,延长生存期。

除了加强营养，张军也始终遵从医嘱，坚持每天多喝水。当初淋巴瘤、膀胱癌好转之后，医生对她说，要多喝水，只要肾脏没问题，能喝多少喝多少。现在，张军每天至少要喝2000 mL水，用250 mL的杯子度量，正好8杯。她从不订购纯净水，而是每天下楼打水，将这当作劳动和锻炼。身体锻炼很有效果，那些日常的家务，如上梯子挂窗帘这种活儿，晚辈不让她干，但她从来都是想起来就做，手脚麻利得不逊年轻人。

这些年，她养成了写日记的习惯，内容无非是日常琐事，如哪位客人到访，哪个家人惹自己生气了，自己身体发生了什么变化，夜间几点醒过……通过对寻常生活的记录，她获得了对生活的控制感和反思力，同时这也是加强自律、改善记忆力和注意力的好办法。

在医生眼里，罹患两种癌症的张军带病生存年限是两年，而现在远远超过了这个预期，且生活质量极佳。不得不说，老人的"复原力"真是惊人，这也与她强大的意志力和乐观的态度分不开。

所谓复原力，是指个体面对逆境、创伤、悲剧、威胁或其他重大压力的良好适应过程，也就是对困难经历的反弹能力。这个概念的提出者是美国著名神经心理学家、临床心理学博士——里克·汉森。他发现，现代人在面对

繁重的工作压力或巨大的生命挑战时，常常会形成一种
"消极偏见"，造成我们习惯性过分地关注负面信息，忽
略了对正面情绪的感知能力。以肿瘤为例，很多患者确诊
以后就会情绪崩溃，不敢面对治疗过程中会遇到的那些艰
难险阻，最终不是被疾病吞噬，而是被"不治之症"的说
法吓到心碎而亡。

张军没有被肿瘤吓住，身体状况通过健身得以逐渐恢
复。2年多过去了，医生在复查时问她，您一次也没复发
过？她坚定地说，"没有。"

我还有梦想

不过，人到晚年，身体总会出现一些这样那样的问
题，何况肿瘤患者。

近两年，张军感觉身体大不如前，具体表现就是体
力、敏捷度的下降。患病之前做饭，从择菜、洗菜到炒
菜，她都是一气呵成，毫不费力，现在则要把这个过程分
成几步，休息一会儿再去做下一步。她从小练过十几年篮
球，投篮又准、奔跑又快，身体素质极好，然而几十年过
去了，早先那个球场上风风火火的运动健将形象，已经消

散在风中了。"前几天，我看见两个孩子在小区里练篮球，球滚到眼前，我捡起来，离篮筐很近，我试着投篮，一扔，都没扔到篮筐那么高。"张军说这话的时候，神态略显消沉。

"肿瘤君"则像个魅影，时不时在她身旁或是脑海里闪现，一次次地搞恶作剧。2021 年 9 月，她发现身上又肿了，浑身疼痛，影响睡眠。她想起当年医生说过，按目前的情况治疗，大概还可以维持 2 年寿命，那么现在是不是大限到了？到医院检查，医生说不是肿瘤复发，只给开了一点激素，症状就有所缓解。还有一次，也就是接受"淋巴瘤之家"采访前几天，还是原来淋巴瘤发病的位置，又很难受，再去复查，医生对她说："从你的身体来讲，得过 3 次肿瘤，经常有不舒服的状况是很正常的。你现在这个病，不是淋巴瘤复发，可能有一点发炎，不需要做穿刺。"这一次，又是激素帮了她。

肿瘤没有复发，然而身体状况的变化还是让她心情不佳，时常陷入生与死的思考。所谓"越鸟巢南枝，狐死必首丘"，人越老越爱回忆家乡，回忆往事，回忆故人，患癌之后的张军常常想起那些当年一起工作、一起成就中国航天梦的老同事。然而，他们大多已经作古了。"前两个月，我打电话给 5 个同事，就一个人还在。有一次，我往一个同事家打电话，说找谁谁谁，那边说'走了'。我脑子没往那儿想，心想她那么大岁数能上哪儿去呀？对方就笑了笑，说您也是老年人，应该明白，我跟您说'走了'就是死了呀，"张军遗憾地说，"还有原单位有个大姐，身体一直硬朗，93岁那年不幸跌了一跤，脑部受伤，没过多久就去世了。通过那次我和医生的谈话，我就想，不是说我这个年龄到此就结束了，但是基本上也差不多了，也可能几个月，也可能一年半载。我现在一闭眼全是那些走了的老同事，有时候也在想，是不是自己真的会找他们去？说真的，一个人活到这个年龄，要离开这个世界了，多少还是有点想哭。"

人生走到后半程，该如何好好活下去？这是每个人都必须面对的问题。

张军说："不管生命还剩下多久，也不能气馁，要好好活着，多给这个世界、给身边的人留下一点念想。"

张军想趁自己力所能及时，多帮助一下有缘遇到的人。"我自己早先穷过、苦过，所以喜欢帮助人，"她说，"当年治疗宫颈癌的时候，为了分散注意力，让自己不那么痛苦，就到一家私立学校当班主任。那些学生都是从边远地区来的，生活很清贫，她拿出自己的钱、衣服送给他们，让孩子们过得好一点。后来，家里条件好了，请小时工干活，她看人家辛苦，请对方下饭馆吃饺子，还把老伴的衣服送了出去。"新冠疫情开始之后，女儿给家里买了很多口罩，张军见小区的保安舍不得换口罩，便常常送几袋口罩给他们……这些都是小事，但在帮助别人的过程中，她也感受到了自己存在的意义和价值，如她所说，"帮助别人，我自己心情也很好。"

对个人来说，她有很多遗憾。这几年体重反复变化，得病之前体重 110 斤，住院期间一度掉到 98 斤，肿瘤治愈之后略有恢复，但肉全长在了肚子上、腿上，导致自己最爱的连衣裙都穿不了了。要知道，她与连衣裙结伴的日子，比她和老伴在一起的时间还长呢。

20 世纪 50 年代，街上流行"布拉吉"，即俄语"连衣裙"，这种服装配有泡泡袖和多褶裙，《钢铁是怎样炼成的》里面的冬妮娅，《卓娅和舒拉的故事》里面的卓娅，都穿过"布拉吉"，使它成为革命和进步的象征，也是那个年代中国女孩对美的最高想象。当时，社会生活水平提高，中央号召"人人穿花衣"，一时间"布拉吉"风靡全国。做一件"布拉吉"价格不菲，大约要四块五 —— 是当年张军月工资的 1/10，不过这也挡不住追求它的热情。因为张军爱穿"布拉吉"，又在国防部五院工作，周围很多人都以为她是留苏回国的专家。

现在，最爱的连衣裙穿不了了，张军感到失落，觉得这是莫大的遗憾 —— 那不只是一件衣服，更是一段岁月，一种情怀。有时候，她会一个人在房间里高声演唱歌曲，从《莫斯科郊外的晚上》《喀秋莎》唱到《三套车》《红莓花儿开》。唱着唱着，她就怀想起年轻时代，更产生了一个大胆的想法 —— 去追寻那段红色记忆。"如果有机会，我要去莫斯科旅游，看看红场"，张军说，想以莫斯科为起点，弥补自己从来没有出国旅游的遗憾。

3

面对疾病，两个人
总比一个人好

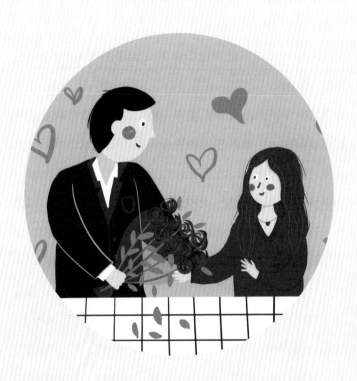

被采访者：尹悦婷　宋丹丹

因淋巴瘤而相遇，进而组建家庭
爱能跨山越海，爱让 CR 不再遥远

🖋 淋巴瘤，让他们相识相爱

"万物皆有裂痕，那是光照进来的地方"，对于莱昂纳多·科恩《颂歌》里的这句著名歌词，尤其是光与裂痕的所指，各人有各人的理解。而对尹悦婷与宋丹丹来说，生命中那道裂痕，即是疾病，那道照进来的光，则是因缘际会所产生的爱情和婚姻。

宋丹丹，并不是那位给全国人民带去欢笑的女演员，而是一位幽默、帅气的安徽小伙儿。26岁那年，他在上海某医院确诊了弥漫大B细胞淋巴瘤。当时，由于淋巴瘤引起重度脾肿大，他先在外科进行脾脏全切手术，术后十几天就转到血液科，开始采用R-CHOP方案（利妥昔单抗＋环磷酰胺＋多柔比星＋长春新碱＋泼尼松）化疗。用宋丹丹的话来说，住院伊始自己"处于半死不拉活状态，脑子是蒙的"，只能在病床上干躺着，有时翻个身都要喘上半天。那段日子，他经历过呕吐、口腔溃疡等各种不良反应，化疗大约进行到第三个疗程，又不幸触发了胰腺炎，每天饮食不能自主，要靠母亲用榨汁机把饭打成糊喝下去，痛苦至极。好在，他生性乐观，对疾病、生死看得开："当时我自己也在想，能怎么着？我已经得了病，又不能让时间回到过去，就得往前走，能扛得住就扛，扛不住我也没辙。但是我想肯定能扛得住。"即便这么难受，住院期间他都没哼一声，同房间的病友说，这孩子真皮实。

生病后，宋丹丹加入了"淋巴瘤之家"创建的"弥漫大 B 病友群"，不久就和群里的病友们熟络起来，还和两位至交结成"病友三人组"，私下经常聊天、打游戏"吃鸡"，却很少谈及病情，彼此通过互动、消遣，忘掉疾病，放松心情。

化疗效果极好，宋丹丹做完 8 次 R-CHOP 方案，肿瘤完全缓解，可以出院了。就在这时，他所在的弥漫大 B 病友群里来了一位新成员 —— 尹悦婷，她的妹妹与宋丹丹患的是同一种淋巴瘤。他们也算有缘，尹悦婷比宋丹丹仅仅大 18 天，同龄人且有相似的经历，于是加了微信，时常交流治疗心得。

尹悦婷来自呼和浩特，彼时还在内蒙古师范大学读书，她是家中长女，下面有两个妹妹一个弟弟，当时弟弟刚刚成年还未工作，父母生意也不景气，二妹于 2017 年 3 月被确诊了弥漫大 B 细胞淋巴瘤，对家庭来说不啻于晴天霹雳。"幸好医生说还有机会，只要经过 4 ~ 6 个周期的化疗，然后进行自体移植，就有治愈的希望，这让我们一家人有了盼头，"尹悦婷说，"当时全家好不容易凑齐了医药费，接下来全看二妹能不能彻底治愈，因而她天天泡在'淋巴瘤之家'向病友们取经，也从群里收获了极大的信心，它给广大淋巴瘤患者提供了一个交流的平台，如果没有它的话，我们就会加重对疾病的恐惧，心里会很难受，有了它，感觉像抓住一根救命稻草似的，每天早上一睁开眼就会打开它，看一看康复患者发的帖子，就会收获很大的信心。我相信他们，也相信我妹妹一定能好。所以，'淋巴瘤之家'的作用不只是知识的输出，更多的是信心的输出。"

尹悦婷对妹妹康复有信心，不过治疗过程中还是出了一点插曲。妹妹进行自体移植的前一天，由于输血导致心力衰竭，移植没有成功，所幸有惊无险，经过治疗肿瘤最后还是完全缓解了。尹家有宗教信仰，相信这是上帝的安排，"虽然移植不成功，但是我妹妹现在还挺好的，渡过了这个难关。"尹悦婷说。

假如生活中的一切真是上帝安排的，那么接下来的操作想必是要安排尹悦婷与宋丹丹彻底走到一起。

2018年春天，宋丹丹不知不觉地走进了尹悦婷的生活。当时，尹悦婷的妹妹原本CR（complete response，完全缓解）状态已近半年，没想到去医院复查，报告显示疑似复发，全家人又一次紧张起来，担心发展成难治性淋巴瘤。就在尹悦婷心急如焚的时候，正在上海复查的宋丹丹忽然间与她视频连线。如今回忆那一刻，尹悦婷用"鬼使神差"来形容。

在那之前，两人只是微信联系，嘘寒问暖，有时候宋丹丹还会寄来一些零食或者家乡特产。在几个月的接触过程中，尹悦婷发现宋丹丹是个暖男，善良、风趣又细心。而在视频聊天开启之后，两人的关系发生了微妙变化：宋丹丹主动问起她妹妹的病情，当得知疑似复发的消息，就推荐她们来上海复查。后来，他特意帮姐妹俩挂好了自己的主治医生的特需门诊号。尹悦婷很感动，觉得宋丹丹是一个值得信赖、依靠、托付的对象，而宋丹丹也表达了要在一起共进退的决心。两人的心从此拉近了。

就这样，姐妹俩奔赴上海。那个春天的晚上，尹悦婷最大的惊喜出现在人潮涌动的火车站，只见千万人之中，有一个男孩手捧着一大束红玫瑰，正在出站口等着她 —— 正是宋丹丹，那捧玫瑰花还是他亲手做的。如今，宋丹丹形容那一天是机缘巧合："那几天我正好也该去上海复查了，就想着去接她们。玫瑰花是我自己纯手工做的，因为在老家没什么事儿，有一次见亲戚在做玫瑰花，就学着做，然后每天拿回家攒着，结果攒够了一束，还挺好看，就决定带去上海送给她了。"

有时候，爱情不需要太多言语表达，正如宋丹丹所说："有些东西你心里知道，但说不出来，不会表达，对方如果真懂你的话，也不必表达。"那个春天，他俩决定在一起，共同面对未来的一切风险与幸福。喜上加喜，尹悦婷的妹妹经检查，确认病情没有复发。

爱像一道光，于无声处自病隙之间照进来。好日子，就这么开始了。

爱是恒久忍耐，爱是永不止息

这对情侣刚开始恋爱的时候，尹悦婷已经找到了工作，在河北唐山一所小学任教，而宋丹丹尚在家乡安徽芜湖，两人从此开启了相隔 1200 km 的异地恋。

异地恋难熬，神话故事里牛郎织女每年一次相约天河，现实中尹悦婷与宋丹丹则是每月必有一方穿越半个中国去和心上人相会 —— 这个月相聚在骏马西风塞北，下个月团圆在杏花烟雨江南。虽说万水千山也是情，然而山水相隔，让彼此总是牵挂对方，相思不绝如缕。

于是，2019 年 3 月，也就是他们恋爱 1 周年之际，宋丹丹将行李打包，带上泰迪宠物狗，从芜湖出发，认准了爱情的方向，驾车疾驰一夜，赶了 1200 km 的路，终于把家搬到唐山，从此和尹悦婷日夜长相伴。

其实，这段感情起初并不被身边的人看好，尤其是尹悦婷的家人、朋友和同事。"因为妹妹得过淋巴瘤，所以家里人知道我跟他在一起后特别反对。父母劝我，说你俩可以当好朋友，不要发展成男女朋友，主要是担心我们在一起以后他万一肿瘤复发或者有任何问题我会跟着吃苦，"尹悦婷说，"她从来没觉得宋丹丹是患者，既然他已经康复了，就和别的男孩一样，从决定和宋丹丹在一起的第一天就想清楚了，自己可以承担未来的任何风险，妹妹化疗是我照顾的，哪怕他以后真的复发了，我也有经验。而且淋巴瘤是可以治愈的，我相信他肯定没问题，所以不怕！"

终于得以长相厮守，尹悦婷和宋丹丹格外珍惜这份跨越山海的爱情，悉心经营起二人世界。宋丹丹十分细心，每当尹悦婷心情不好都能被他敏锐捕捉到，他会立即挽起她的手带她出门大快朵颐。"我俩谈恋爱以后都长胖了，"尹悦婷说，"宋丹丹的妈妈也常来唐山，变换花样做美食给他俩吃，我跟他妈妈也处得像亲母女一样，有什么心里话都会跟她讲。我父母看到我生活得很幸福，以前的顾虑就慢慢消除了，也放心了。"

在尹悦婷看来，两人的性格互补，并且爱情始终主导着他们的关系："我们很在乎对方，很爱对方，能够包容对方的不完美。比如说，我比较爱唠叨，他却能包容我，平时就是听着忍着；而他比较懒散、吊儿郎当的，但是我很喜欢他这一点。因为他这种大大咧咧的性格，对于我这种心思细腻的人来说，能为我宽心。"

而在经济上，尹悦婷也感谢宋丹丹一家的理解和支持。她从小就是家中长女，善于统筹和理财，况且她家庭负担重，经常会拿出自己的钱来补贴父母和弟妹的生活，而宋丹丹及其家人从不干涉。尹悦婷说："我每月挣的工资，想给我家里寄多少，他们都不会过问。"宋丹丹的妈妈还时常接济他俩，她很感恩，也觉得自己很幸运，遇见了这样善良的一家人。

爱情来之不易，理解与包容更是殊为难得，两个人决心守住这份珍贵的缘分，携手到老。

2020年1月21日，腊月二十七，尹悦婷和宋丹丹在无为举行了婚礼。那几天的经历也让他们终生难忘：新冠疫情暴发，全国停摆，尹悦婷的父母刚刚从合肥飞回老家呼和浩特，第二天就管控了。直到那年夏天，疫情初步被控制住，尹悦婷才赶回娘家，回门补礼。

通过这次疫情，尹悦婷也渐渐懂得，即便科技、医疗再发达，人类终究是有局限性的。她说："我觉得明天不掌握在人的手里，我们谁都不知道明天和意外哪一个先来，所以我们更要把当下活好。每一天开开心心的，多爱家人一些。"

尹悦婷相信，是上帝安排好自己的爱人死里逃生，也安排好了他们俩的爱情与婚姻，这太难得了。她笃信《新约·哥林多前书》里对于爱的定义："爱是恒久忍耐……凡事包容，凡事相信，凡事盼望，凡事忍耐；爱是永不止息。"生活中，她更是严格践行，绝少与宋丹丹吵架，"感情来得这么不容易，我和他决不能天天在不愉快中度过。"尹悦婷说。

新婚晏尔的小夫妻那时还不会想到，病魔还会找上门来，只不过这一次选择的对象换成了尹悦婷。

平淡的日子最难得

婚后，两人搬离唐山，在合肥租了一套将近 200 m^{2}的公寓。尹悦婷说，唐山毕竟是异乡，家人都不在身边，自己任教的学校工作压力大，而合肥离宋丹丹的家乡不远，交通也方便，利于亲朋互相照应。

人生进入新阶段，他们满怀期待。然而，就在结婚的第一年，意外竟然"捷足先登"。

那一年秋天，疫情稍退，尹悦婷本想当好班主任，带好那一届毕业班，身体却突然出了状况。不记得从哪一天起，心悸、失眠、呼吸困难、肠胃不适、四肢无力……种种不良反应如飓风一般把她整个人卷了起来，使她脆弱至极，濒临崩溃。"我以为可能是过劳了，休息休息应该没什么事儿，但后来发现不是。去了很多医院，看了很多医生，都说器官没有病变，"尹悦婷说，"后来合肥的一位医生告诉她，这是焦虑症的惊恐反应，属于精神类疾病的范畴，就是由于情绪的过度紧张、过度兴奋、过度焦躁而造成的一种情绪障碍。"

盘点焦虑原因，尹悦婷认为，一是毕业班工作压力大，自己不仅是语文老师，还是班主任，教学、管理搞得自己身心俱疲；二是她对宋丹丹爱得深切，继而害怕，即便爱人治愈数载，淋巴瘤的阴影依然深植在她的潜意识里，在她心底，唯恐爱人病情复发。尹悦婷说："爱一个人越来越深，你就越来越害怕，患得患失，就像手里握了一把沙子，抓得越紧越容易流失。这样一来反而伤害了自己。"

焦虑症最严重的时候，尹悦婷常常产生濒死感，反复出现强烈的惊恐体验，有时候上课发作起来，必须休息一会儿。即便如此，教师工作也不能轻易辞掉，她还要坚持到学期结束，于公是因为班主任不好临时找，于私是因为她已经和那班学生很有感情了，她怕他们一换班主任，成绩没那么好了。

服药 1 个月之后，尹悦婷稍有好转，而在治疗过程中，宋丹丹也给予了无微不至的陪伴与照顾。"我焦虑症发作的时候，常常发脾气不搭理他，"尹悦婷说，"发病的时候自己很难受，就会撒娇，想要吃这个、买那个，每当此时他就会满足我一切需求；我说不想工作了，他也会说，那咱就回来歇着。总之，他就是能给我一个强大的后盾，永远能理解我的苦痛。"

这种焦虑情绪持续了将近一年。作为基督徒，尹悦婷将苦难视作一次学习的机会："患焦虑症的时候，我会想这是上帝给的警告，要我停下来休息一下，不要让身心紧绷。或者说，不要强加给自己一些暂时做不到的事情。这也算是我从苦难中习得的一些人生经验吧。"

回首这些年的疾苦，妹妹曾经患上淋巴瘤，老公也曾经患上淋巴瘤，而尹悦婷自己则患上了焦虑症，万幸这些都化作如烟往事了。正因为无数次与医院打交道，使尹悦婷对于治疗过程中患者家属该做的事情有着清晰的认知："第一，要相信科学，相信医生。患者生病之后，从本人到家属，心情是非常复杂的，缺乏安全感，又很害怕，很脆弱，这时候倘若病急乱投医，听信一些不科学的言论，会耽误治疗。第二，家属要懂得克制自己的情绪。切忌把负面情绪流露给患者，让他们的心里更没底，更伤心；当然，家属自己也要适当放松，不要像我一样，担心、害怕到暴发焦虑症。第三，要懂得科学地照顾患者。以吃饭为例，疾病不一样，对应的禁忌食物也不一样，要了解这些差异，不能简单地认为某种食物有营养就盲目地给患者食用。"

这几番磨难，仿佛几世几劫那么长久，那么深远，其实他们都是90后，依然很年轻，未来的路还很漫长。现在，尹悦婷换了一家学校任教，虽然离家远一点，但是不带毕业班，压力没有过去那么大，身体状况更好了；而宋丹丹迷上了高达模型，计划在合肥开一家门店，售卖元祖高达，尹悦婷非常支持老公的事业，帮他付了货品首付款，后续工作也渐渐步入正轨。"不求生意兴隆，能开起来就好"，宋丹丹对于金钱没有什么奢求。当然，作为事业与人生都处在上升期的年轻人，他们是有奋斗目标的：在合肥买一套自己的房子，再生一个孩子。用宋丹丹的话说，有点小钱，有个小孩，家人健康，"这就是现在我们能想到的最美好的画面了"。

过平平淡淡的简单生活，是尹悦婷与宋丹丹的共同心愿。尹悦婷告诉我们，就在接受采访之前的几个小时，自己还跟同事感慨："以前觉得平淡的日子过起来好没意思，现在才发现，平淡的日子是最难得的。"

4

我不是大神

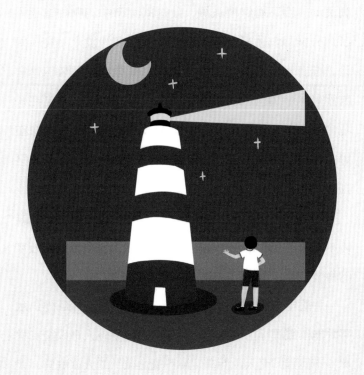

被采访者：橙色雨丝

通过会诊确诊滤泡性淋巴瘤低级别，规范治疗，顺利 CR

"淋巴瘤之家"站内知识达人，用自己的钻研精神帮助更多病友

🖋 患者权益倡导者

从那扇通透宽阔的玻璃窗望过去，能够清楚窥见这家"素心"咖啡馆之全貌：黑底白字的中文招牌，简约大气；墙上浮凸着的英文标识与拿铁咖啡一般颜色，时尚灵动；四下有绿植点缀，让这间闹市中的咖啡馆平添了几分娴静与生机；客人三三两两坐在沙发上，高谈阔论。唯有一位戴眼镜的中年男子，身穿绝版已久的李宁与沙奎尔·奥尼尔联名版的SHAQ黑色外套，独坐在长吧台后面的高脚椅上，不时看看腕上的运动手表，像在等人，偶尔啜饮一口玻璃杯中的凤梨百香绿，似乎在平抑心间的千头万绪。

他看起来平平无奇，却是中国淋巴瘤患者康复交流群体中不可忽视的存在，已经在各大平台上发布过数十万字的科普文章，造福无数病友。

肿瘤学知识广博，概念林立，且需要极高深的外语水平才能读懂国际前沿文献，其深沟高垒使外人难以窥其堂奥，不得其门而入。而在"淋巴瘤之家"的大家庭里，眼前这位中年男子就是一位前沿知识的传播者，病友间疑难问题的解答者，能够将复杂概念形象化、通俗化，使那些没有相关专业知识的病友也能快速理解概念。作为"淋巴瘤之家"站内知识达人、专栏撰稿人，他多年来分享专业、前沿的淋巴瘤学知识，为病友指明出路。他在论坛上的 ID 名字听起来别致、温柔且低调：橙色雨丝。然而，许多病友更愿意亲切地称之为"大神"，有人在得到其帮助之后上论坛留言："'雨丝大神'就像一座灯塔，照亮了淋巴瘤患者的生命之光。"

在"橙色雨丝"笔下，那些冰冷生僻的医学知识顿时变得鲜活清晰起来，任谁读来都能明白。例如，蛋白水解靶向嵌合体（proteolytic targeting chimera, PROTAC）作为诱导蛋白降解方式已成为全新的药物发现策略，近年来推出新技术，解决了治疗非霍奇金淋巴瘤的重要药物 —— 小分子 BTK 抑制剂（泽布替尼）的耐药性问题。如何让普通病友理解这项新技术的优势？他在一篇科普文章中巧用比喻："如果打一个比方来形容 BTK-PROTAC 与第一代和第二代 BTKi 有什么不同的话，可以把 BTK 想象成是一个无恶不作的坏蛋，先前的 BTKi，即小分子的 BTK 抑制剂所做的事情是把 BTK 抓起来并关进监狱，这样 BTK 就无法再作恶了。但是，BTK 与其他所有的坏蛋一样是非常狡猾的，可以通过突变来实现'越狱'。而 BTK-PROTAC 所做的事情是先把 BTK 抓起来，然后将其标记为死刑犯，接下来就枪毙了。这样，没有了BTK，哪里还有什么越狱？而且，即使BTK发生了突变也是徒劳的，BTK-PROTAC仍然能识别出这个坏蛋，抓起来并枪毙，这种解决问题的方式，显然是更彻底。"

有了"橙色雨丝"撰写的这些通俗易懂的科普文章，病友们越来越清楚自己该做什么、能做什么，了解了更加高效的方法，增添了战胜疾病的勇气。投桃报李，这些病友在病情缓解之后纷纷来论坛表达感谢：有人对他做出整体评价，"既广又专，就像一位好医生"；有人赞叹其文风对自己的影响，"又风趣又有点黑色幽默的语言风格，让我们觉得淋巴瘤也不是那么可怕"；有人甚至将他的存在视为一种精神动力，"当我负重前行累了、倦了的时候，我都会来'淋巴瘤之家'看看'雨丝大神'，哦，大神还在，我一路并不孤单，有一位强者大神与我们一路同行"；也有病友心生好奇，纷纷猜测他们心中"大神"的身份，"难道是位学识渊博、脑袋好使、智商超高的教授？"，也有人猜测得很奇幻，"你是猴子派来的救兵吗？"，更有跟帖附和，"不是猴子派来了救兵，是救命的齐天大圣"！

互联网使万物互联，让远隔万里的你我沟通起来更加高效便捷，也终因时空殊异，为那些成绩斐然而处事低调的达人增添了神秘感，甚至神话感。

"橙色雨丝"不是猴子派来的救兵，不是齐天大圣，也不是大学教授。他甚至没有医学背景，理工科出身，青年时期长时间做翻译，英语水平极高，所以能够直接查阅外国文献。他说："自己当初来到'淋巴瘤之家'，单纯只为分享知识，却没想到能产生这么大的影响力，渐渐成为病友心中的权威，这倒让自己压力倍增，我现在说话越来越注意了，当大家都相信我的时候，我一定不能说错了，不能因为内容的差错而误导了病友。"

他告诉我们，"橙色雨丝"只是注册网站时用到的一个名字，一个代号，并没有什么特别的含义。然而，凡是有思想的人，总免不了思考几个哲学终极问题："我是谁？我的本质是什么？我的尊严来自哪里？"如果世俗化地精简一下，我们可以追问，一个人在某一个领域对自己的定位是什么？

在中国淋巴瘤患者面前，"橙色雨丝"给自己的定位是"患者权益倡导者"（patient advocate）。无论国内国外，这个群体都非常重要，他们积极推广高效诊治疾病的先进治疗技术和方法，用最新的科研成果，短程、高效地解除患者的疾苦，作为患者的支援，代表患者的利益。"我永远都会站在患者这一边，因为我自己就是患者，虽然医生和药厂在某种意义上说和我们有相同的目标，但是在根本利益上并不完全一致，"他说，"自己一定是站在患者的角度考虑问题，提醒患者要注意哪些事情。"

治病靠医院，但是某些时候，患者需要的安慰、鼓励、关怀与指引，是医生、护士提供不了的，皆因医疗资源紧张，他们分身乏术，根本没有时间去深入了解、倾听患者的需求。"患者太多，医生太少，没有精力去照顾每一个人，"他说，"自己这么多年来观察到的医患关系，很多患者反映一个问题，医生说话很不耐烦，这个我可以理解。当年我去找医生，也是夹缝中找时间，医生匆匆忙忙说了几句，马上又因为别的事走开了。所以，要想让医生给你解释这个病怎么回事，为什么选择这个方案，可能对很多人来说是做不到的，这个问题很难解决。所以，很多患者才要到论坛上来。我有时候可以帮他们解释一下，这个疾病到底怎么回事，从目前你提供的报告来看，它到底好治还是不好治，方案大概会是怎样的……这些信息，往往从医生那里得不到，他们没有那么多时间和耐心去解释。"

很多时候，只有病友之间互相帮助，互相搀扶，才会渡过难关。因此，"橙色雨丝"非常认同"淋巴瘤之家"

提出的那句口号："只有病友更懂你。"

作为"淋巴瘤之家"站内知识达人，"橙色雨丝"将分享知识的过程看作教学相长的机会，在帮助病友的同时，也是在帮助自己。"病友们把病理报告、治疗过程发在'淋巴瘤之家'网站上，我从中也能学习到很多东西，比如治疗过程中出现了哪些错误，有哪些弯路是可以避免的，"他说，"这些知识也是自己所需要的。"

为什么，这位病友眼中的"大神"拥有如此丰富的肿瘤学知识储备？为什么，他还需要这些关于淋巴瘤的知识？

原来，"橙色雨丝"乃是"久病成医"—— 他本人就曾经与淋巴瘤狭路相逢，虽然愈后许多年没有复发，但是病魔的阴影却始终盘桓在他心头，经久不散。

多方会诊，不可少

患病之前，"橙色雨丝"正处于事业上升期。他就职于一家国企，由于英语能力出众，可同声传译，深受领导器重，刚好国外项目缺少专业翻译，就被调去从事翻译工作，一干就是十多年，职级已至正处级，如果一切正常，再磨砺几年还有机会晋升。然而，这种频繁出国奔波的生活也让他身心俱疲，经常连轴转，时差都倒不过来，白天躺下就能睡着，晚上睡眠不好，回忆起那段岁月，他隐隐觉得，病根就是这样埋下的。

人到中年，"肿瘤君"这位不速之客就在他事业、生活最稳定的时刻悄然闯进门来。命运没有提前和他打招呼，没有通知他要准备什么，更没有告诉他最信任的人也会犯错。

2012 年春天，一次体检，CT 照见他的肠系膜上长了一个东西。北京某著名医院血液内科主任医师给出诊断，这是巨大淋巴结增生症，又叫卡斯特曼病（Castleman's disease），其危害程度介于淋巴瘤和良性肿瘤之间，理论上是良性疾病，但部分患者也会出现较强的侵袭性。医生当时给出的方案是，先切除再观察。于是，当年 6 月份他就做了手术，血液内科医生告知他，观察一段时间，没有发展就不用去管它了。

观察期持续了 1 年多。他又拿着病理报告跑了各大医院咨询过众多医生，后来才发现多方会诊的重要性。

从这开始，他利用自己的英语优势，自学淋巴瘤知识。便捷的互联网为他提供了自我拯救的可能，"以前还要找专业书，这很难的，几乎找不到，现在网络上很多内容都有；中文网络，这方面内容比较少，而国外网站医疗文献很多，"他说，"自己就是靠着不断研究这些国外医疗文献，慢慢积累经验。从组织学到形态学，从荧光原位杂交到聚合酶链式反应，从活检到随访……每一个概念，每一种技术，每一项流程，他都了解得清清楚楚。"正因为有了理论基础，他开始认真观察起自己身体的变化。"我这段时间发现'卡斯特曼病'的明显症状，我都没有"，他进一步解释说，人到中年，在没有刻意健身的情况下，本该体重增加，"然而这一年多自己的体重一直没有变化，心里就感觉不太对劲。"

就在 2013 年冬天，他又一次去之前医院复查，医生说，如果这次复查没什么毛病的话，以后就不用来了。"结果 CT 照出来，病情有进展，腹腔里淋巴结比以前更多了，"他说，"当时自己的第一反应就是想做病理会诊，于是从病理科将病理切片借出来，送到另一家医院，请全国病理学权威专家给意见，病理报告很快出来了，是非霍奇金滤泡性淋巴瘤低级别。"

人就是这样，对问题多一些了解，就会少一些盲目的恐惧。"等我看到医生给出的病理报告以后，我心里反倒踏实了，因为那时候我已经看了很多材料，知道自己得的是一种惰性淋巴瘤，不会立刻就要命，"他说，"知道自己得的不是卡斯特曼病，甚至感觉有点幸运，虽说是良性，但实际上不好治，多中心的卡斯特曼病目前还没有非常有效的治疗手段；而滤泡性淋巴瘤低级别从生长速度上看属于惰性淋巴瘤，治疗方案很多，大约 80% 的患者预后状况良好，5 年和 10 年的中位生存率都很高，甚至高过公认预后良好的霍奇金淋巴瘤。侵袭性淋巴瘤，会逼着你亮剑，治好了就一劳永逸，不再复发了，如果没治好，下面的路就很难走了；惰性淋巴瘤，能让你凑合活着，但是活10 年还是20 年，谁也说不好，它不会和你拼个你死我活，而是像高血压、糖尿病这样的慢性病一样，可能很多人会因它而死，但速度不会很快到那一步。"

弄清楚状况，控制好情绪，他拿着诊断意见重新回到之前医院病理科，很快被安排住院，不久又上了化疗，经过 6 个疗程的 R-CHOP，病情慢慢缓解。

常规化疗的这段日子，他跟单位请病假，有了更充裕的时间，便把更多精力用来研究淋巴瘤相关文献，对于医生给出的诊疗意见，也有了更加客观、清醒的认识。待化疗结束，医生告知他可以做利妥昔单抗维持治疗。"我那时候已经学习了很多医学文献，三期临床试验显示，化疗结束后做利妥昔单抗维持和不做利妥昔单抗维持有明显区别 —— 做利妥昔单抗维持的患者有明显获益，中位的无进展生存年限是 10.5 年，而不做维持的患者，这个数据是 4.5 年。也就是说，不做利妥昔单抗维持，大概率 4 年半就复发了；做了维持，到 10 年半的时候，还有一半人没有复发。一种疾病，如果 10 年没有复发，那就意味着有可能治愈了，"他说，"自己当即决定做利妥昔单抗维持治疗。国外的研究成果显示，利妥昔单抗无论是 2 个月做一次还是 3 个月做一次，没有明显的区别。考虑到成本，我就选了 3 个月做一次。"

尽管利妥昔单抗很贵，且当时还没有进入医保，光是维持治疗的费用前前后后花了约有 40 万元，加上前期 6 个疗程的化疗，2 个疗程的巩固，以及其他费用，治疗淋巴瘤花费了将近 7 位数，但这一切都是值得的。如今结束化疗快 10 年了，病情没有复发，他认为就是源于当年做出了正确选择："根据研究，如果不做维持，可能 4 年半就复发了。现在我做了的作用明显。所以，主动去学习一些东西，可能会帮助你做出正确的决定。"

依照自己的成功经验，他希望那些容易接受新鲜事物的病友多多上网自学，这会对病情有所帮助，或者上"淋巴瘤之家"，问问过来人是怎么做的；依照自己的教训，他也希望病友确诊淋巴瘤之后要多方就医，多问几个医生，听取不同意见，尽量减小误诊的可能性，特别是在一些小城市，患者可能没办法接触到高水平的医生，有些他看过的医院，医生都没详细了解情况，就直接做R-CHOP，如此一来患者利益必然受到损害。

医疗失误，任何一个国家都会存在。以美国为例，世界著名医学研究机构美国约翰斯·霍普金斯大学（Johns Hopkins University）的一项研究表明，美国每年有超过25万人因医疗失误而死亡，医疗失误也是继心脏病、癌症后的第三大死亡原因。在"橙色雨丝"看来，要想减少自己被误诊的可能性，就要参考"第二诊疗意见"（second opinion）。所谓第二诊疗意见，是指患者去寻找自己的主治医生以外别的医疗机构其他医生的帮助，正如他当年被误诊之后转为寻求另一位医生的意见一样，关键时刻是可以救命的。

很多因误诊造成的悲剧时常在身边上演。"橙色雨丝"举了最近一个例子，病友是来自浙江的15岁男孩，前不久来"淋巴瘤之家"论坛求助。最初，浙江某三甲医院给出的诊断结果为弥漫大B细胞淋巴瘤，按R-CHOP来治疗，然而疗效很不好，他就来论坛，向"橙色雨丝"咨询。"我看完他的病理报告，就说这个不大对头，可能不是弥漫大B细胞淋巴瘤，应该是'伯基特淋巴瘤'，不能做R-CHOP，它强度不够。后来家属带他来北京，找到儿童淋巴瘤领域的专家，给出的结论就是'伯基特淋巴瘤'，再按照伯基特淋巴瘤来治疗，可惜已经晚了"。

在他看来，患者就医时一定要独立思考，要多跑几家医院，多方会诊。

✒ 给予他人你应该给予的东西

对于"橙色雨丝"而言，最初查出身体病变的时候，他的确有点害怕。"最糟糕的是 2012 年做手术那会儿，什么都不知道，那是最害怕的时候"，他说，未知的东西最可怕，随着自己日益了解病理，逐渐放平了心态，然而漫长且痛苦的化疗对身体、精神的冲击依然持续不断。

他记得，当年做完 6 个疗程的化疗，身体抵抗力已经接近极限，精神状态也疲惫不堪，最难过的是，头发全掉光了，每次出门都要戴帽子。有一天，他出门散步，一个小姑娘过来问路，见了他就叫大爷。他当时才四十多岁，就因为头发掉光了，被人叫得那么老，心里很不好受。

除去身体与精神的困扰，职业发展上的停滞也令人惋惜。按照业绩，他在单位本来有机会再提高一两个职级，但是由于休病假时间太长，待他重新回到单位，只得退居二线。他说："我知道，工作不能太拼了，毕竟身体要紧，回来以后就做一些力所能及的工作，往上提拔是没有希望了。"如今，聊起事业，他的语气中透着一股释然。

释然，源于人生阅历的积累，也昭示着新征程的开始。

他摒弃了往日昼夜颠倒的作息时间，工作、生活更加规律有度，行于所当行，止于所当止。另外，他更加注重锻炼，坚持步行上班，从家里走到单位，每日行走1万步；还特意戴上一块运动手表，设置好时间，让它提醒自己每过1小时就要站起来活动一下。他不确定淋巴瘤这位不速之客还会不会重来，但不管怎样，都要练出一个好体格，才能抵抗打击。

这些年，工作朝九晚五，肿瘤也未曾复发，他也更有时间研究国外文献，上"淋巴瘤之家"帮助病友排忧解难，赢得了大家的尊敬，获得了"大神"的美誉。他靠自己的努力与实力证明，升职无望不等于失去价值，事业暂停不代表停止进步，人生遇阻更不应该万念俱灰。

"我对自己所取得的成绩很满意，"他说，"在'淋巴瘤之家'结识了很多朋友，也输出了一些内容，有的文章还被医生转载了，说明他们是认可的。"其实，他最初来论坛就是想鼓励病友，不要一得了淋巴瘤就感到悲观，因为它是所有肿瘤里面相对较轻的一种，大部分人都会有比较好的结果，后来又想更进一步，告诉大家如何规范治疗。为此，他投入了大量精力，每天有时间就会登录论坛，看看哪位病友需要帮助。当然，他对过往某些作品并不满意，想撤回来修正，因为医学发展很快，几年前正确的结论，可能现在就不完全正确了。

如此精益求精、乐此不疲地分享，源于他体验到了助人脱困的成就感与满足感，尤其是他的那些意见使病友重新振作起来并改变命运的时刻 —— 他称之为"make a difference"的时刻。

"我在病理上看的材料最多，当初自己就是在病理上被误诊的，所以我对这方面特别在意。"他说。他虽不是病理科医生，却对判断病理极有经验，结论往往接近真相。

有一次，一对三十几岁的夫妻来到论坛，情绪激动，怀疑是弥漫大 B 细胞淋巴瘤，待他仔细看过报告，发现有疼痛、发烧的症状，极有可能是坏死性淋巴结炎，就叫他们放宽心，不要悲观。过了几天，医生给出结论，与其判断丝毫不差。事后他很欣慰，不只是自己的判断正确，更重要的是凭借专业知识及时平复了病友的情绪。

还有一次，一位二十几岁的女孩罹患原发性纵隔大 B 细胞淋巴瘤，原本治疗顺利，病情完全缓解了，不料没多久就复发了。"这个原发性纵隔大 B 细胞淋巴瘤，很多人化疗之后会获得完全缓解，而一旦复发情况就会变得比较糟糕，"橙色雨丝说，"她来求助，自己提供了一些意见，后来有相当长一段时间彼此没有联系，她的朋友圈也不见更新，我还想是不是她情况不太好，不会出什么事吧？就在 2022 年春节前，她突然和我联系，说做了自体移植，完全缓解了。现在找了新工作，也快和男朋友结婚了。"那一刻，他由衷开心，觉得自己帮助到了别人，这种成就感是多少钱也买不来的。

自从来到"淋巴瘤之家"论坛，他帮助了数不清的病友，有时在论坛里解决问题，有时病友会加他微信私下咨询。有病友得到帮助后疗效极佳，就要在微信上转红包给他作为答谢，他坚决不要，因为这不是他的初衷。

"橙色雨丝"的意见，不仅会改变病友的命运，有时候还会为病友省钱。例如，R-CHOP 要用到脂质体阿霉素，费用上万，普通阿霉素几个疗程才几百块钱，"在我治疗的时候，我用的是表阿霉素，因为普通阿霉素太便宜了，很多药厂不生产了，"他说，"当时没办法，只能用表阿霉素替代，比普通阿霉素贵一点，但现在有些医院会用脂质体阿霉素，价格上万，而且医保不能报销。"
为此，他在论坛上发表了一篇文章，比较了几种阿霉素
之间的成本、疗效以及适应证，使病友们拨云见日，为
不需要脂质体阿霉素治疗的病友们找到了既有效又经济
的办法。

"橙色雨丝"给自己定下标准，永远要站在患者的立
场思考问题，绝不会为了任何人许诺的利益而改变自己的
初心，这个界线他始终认得准、把得牢。

对中国普通家庭来说，家人生一场大病就意味着极大
的经济负担，最坏的情况甚至会人财两失。"橙色雨丝"
曾经听某位医生说起，在一些小城镇，到现在依然有患者
用不起利妥昔单抗，尽管它已经纳入了医保。"都这个年
代了，有的家庭还琢磨着去印度买几百块钱的仿制药。咱
们国家经济水平差距很大，给一些偏远地区的患者采用标
准治疗，很多家庭真的拿不出那么多钱来，"他无奈地说，
"只能提醒身边的朋友们，保险该上要上，有能力的话再
上一些商业保险 —— 最好用不上，但是一旦用上了，就
能减轻很大的经济负担。"

面对人生种种不确定性，"橙色雨丝"看得很开，
认为不幸与大幸都是概率问题，赶上了就是赶上了。还
有寻常的物质享受、虚名浮利，往往使人无所适从，分

辨不清什么是需要的、什么是想要的，这些于他亦是了无挂碍 —— 如今他更在乎的是健康的身体，充盈的精神。

就像米奇·阿尔博姆在《相约星期二》里所说，"你需要的是食物，而你想要的却是巧克力圣代；你并不需要最新的跑车，你并不需要最大的房子，实际上，它们不能使你感到满足。什么才能真正使人感到满足？给予他人你应该给予的东西。"

这也是"橙色雨丝"的选择。

5

愈挫愈勇的

抗癌之旅

被采访者：村长

从上海到博鳌，不惧复发，愈挫愈勇

自体移植、慈善赠药，办法总比困难多

患者屡败屡战，肿瘤"愈挫愈勇"

2020年夏天，海南博鳌，当亚洲论坛因新冠疫情取消，又值旅游淡季，人气不振，而周遭一望无际的青皮林、红树林历尽沧桑，茁壮依旧，兀自郁郁葱葱，遮天蔽日。这一天下午，顺着光影斑驳的林荫道，从中原镇方向驶来一辆丰田卡罗拉，车内有4个人，司机是一位年过五旬的中年男人——他的外号叫"村长"，同行者分别是他的太太、女儿、女婿。

"这个地方气候不错，发发呆还好，旅游的话半个小时就逛完了"，后来他谈起博鳌印象，如此评价。博鳌面积不大，人口仅3万，万泉河与南海在此交汇，水中有岛，岛中有水，光风霁月，别有洞天。何不下来徒步，慢慢欣赏小镇风景呢？"还是开车比较省力，走路不行，力气不太够，""村长"说，"他本不是来旅游的，而是来看病的——更确切地说，是来救命的。"

"村长"来自上海，工作体面，家庭美满，平日喜欢旅游，常常约上一群好友，自驾远行。他最爱西藏，觉得那里风景宛如极乐净土，使人暂时忘记种种不快。就在2017年10月，他又一次和友人驱车进藏，然而回来不久就浑身难受，低烧、头晕，友人还劝他宽心，说这只是高原反应的延迟发作。他到上海某医院检查，结果发现脾大、血象降低，又做了骨髓穿刺，旋即确诊了非霍奇金弥漫大 B 细胞淋巴瘤。

确诊之初，"村长"心情很糟，他经常锻炼，自觉身体底子极佳，怎么会生肿瘤呢？而且还是这种全身性恶性肿瘤，这让他一度绝望。然而，通过进一步了解，他发现淋巴瘤算是所有肿瘤里面化疗最敏感、治疗新药最多、最有希望被治愈的肿瘤之一，这也算是不幸中的万幸。

不过，肿瘤治愈之路并不平坦。在医院，"村长"总共做了 6 次 R-CHOP，于 2018 年 3 月复查，显示颈部原有病灶大幅缩小，骨盆处却有新病灶出现。一波未平，一波又起，这该如何是好？医生建议，保险起见可以用二线、三线方案；如果想尽快治愈，可以做自体干细胞移植。"其实一线化疗以后还可以做二线、三线的方案，再去做移植也来得及，但我急于把病治好，就去做了自体移植。"他最终于 2018 年 6 月转到另一家医院，并进入了移植舱。

做自体干细胞移植见效快，可以高效杀灭肿瘤，但代价巨大，会让人体免疫力急剧下降。随着治疗进程，各种副作用逐渐显现，高烧、腹泻，白细胞被打到最低，还出现了重度骨髓抑制等状况，人虚弱得不能下床。"村长"

形容那种状态，像一片树叶飘浮在空中，失去了依托，又迟迟不能落地而得到彻底解脱，痛苦至极。

好在这一番彻骨的痛苦没有白费，1个月后，他顺利出舱，又经过几个月治疗，2018年11月复查显示肿瘤CR，意味着病情已经完全缓解。

痊愈之后，他找回了健康时的状态，积极工作，乐观生活，坚持锻炼，缓解仅4个月后就恢复了自己保持几十年的爱好 —— 游泳。患病之前，他每次都要游够1 km，而重回泳池让他兴奋不已，浑身像有使不完的力气。然而，仅仅过了2个月，他再次感到乏力、低烧，赶紧去医院检查，结果显示，淋巴瘤这位"老朋友"又来找他叙旧了。

这次复发，"村长"不像第一次和淋巴瘤相遇时那般绝望。在他看来，从移植舱出来的人，看待其他痛苦都是"小巫见大巫"了。

从此，他又开启了与肿瘤旷日持久的"拉锯战"：2019年2月，采用R-Hyper-CVAD方案（环磷酰胺＋长春新碱＋多柔比星＋地塞米松＋甲氨蝶呤＋阿糖胞苷），出现了四度骨髓抑制，并出现明显耐药；后1个月改用4轮RICE方案（利妥昔单抗＋异环磷酰胺＋卡铂＋足叶乙甙），同时口服伊布替尼，效果不错，包块、血象均有显著改善；至当年 7 月，肿瘤又一次 CR；然而，仅仅过了 1 个月，淋巴瘤再次来袭，颈部与耳后再次出现淋巴结肿大且伴随疼痛，PET-CT 显示淋巴瘤复发，使用一轮 BR 方案（苯达莫司汀联合利妥昔单抗）缓解后，他进入靶向 CD19 的 CAR-T 试验组，这一次病情有所缓解，之后几周没有出现严重症状，1 个月后 CT 结果显示 CR，后 3 个月复查结论都是 CR；原本以为事不过三，哪承想仅仅过了半年，到 2020 年 4 月复查时，发现肿瘤君卷土重来，这次的缠斗更让人揪心，先是用来那度胺，无效，再用 PD-1，效果不佳，又改用两次 GEMOX 方案（吉西他滨联合澳沙利铂），肿瘤一度缩小，但维持时间不长，两周后又再次变大……

医生说："你这个病很麻烦了。""村长"回忆起 2019 年"拉锯战"揭幕时医生的话，言犹在耳。他说："非霍奇金淋巴瘤所有该有的症状，我都有过了；别人做了移植或者做了 CAR-T 疗法就好了，可我做这个不好，做那个也不好，用这个方案不行，用那个方案也不行。"根据国际文献研究，经过标准一线治疗方案，会有 40% ~ 50% 的弥漫大 B 细胞淋巴瘤患者被评估为"复发或难治"，甚至接受了多线治疗后依然无效，中位生存时间只有半年左右。

路，似乎越走越窄了。

　　四处碰壁之时，主管医生告诉他一条新路：目前有一种最新研发的靶向药维泊妥珠单抗（Polivy），用于治疗多种非霍奇金淋巴瘤，对复发或难治性弥漫大B细胞淋巴瘤疗效显著，完全缓解率可达40%。然而彼时这种药并未在我国内地上市，有一位患者是辗转从香港买到的。

　　虽听说有灵药，但内地尚未进口，加上疫情拦路，"村长"一家人刚刚燃起的希望之火似乎又要熄灭了。另一边，"村长"的女儿也在"淋巴瘤之家"论坛上发帖咨询，请求病友们对父亲施以援手。不久，"淋巴瘤之家"的创始人洪飞建议他们可以争取"慈善赠药"的机会，后来又帮忙联系了海南博鳌的医院。倘若去博鳌用药，不仅会增加治愈概率，也意味着他将成为国内首批使用这种靶向药的患者，机遇与风险并存。

　　"村长"决定远赴博鳌，做以身试药的先行者。

　　两千多年前，秦始皇为了延年益寿派人远赴蓬莱仙岛求取灵丹妙药，然而终未如愿。今天，大海那一边的博鳌，会成为当代人梦想中的蓬莱，实现他们延续生命的愿望吗？

假如没有"慈善赠药"，恐怕要卖房子

面对一种新药，很多患者担心自己成为做实验的"小白鼠"，花费高昂又不安全。不过"村长"倒是没有这种顾虑，充分信赖新药，期待它以解倒悬。在博鳌住院后，他按美国来的医生医嘱治疗，采用维泊妥珠单抗联合苯达莫司汀（Bendamustine）、利妥昔单抗（BR方案），依说明书规定的剂量用药，每21天一个疗程，总共6个疗程。第一个疗程开始后，他的身体反应强烈，出现腹泻、高烧、气短、口腔溃疡等不适，整个人状态很差，脸色灰白，体重快速下降，他身高1.83 m，一度瘦到120斤，有一段时间他甚至不敢照镜子。虽然痛苦，但是他不忘自我解嘲："这药的剂量大概是按照老外的体格来的，欧美人扛得住，我这个亚洲人有点扛不住。"

2个疗程过后，"村长"见到了曙光，增强CT评估几乎全身所有肿块体积都缩小了一半；为了减轻药物副作用，从第三个疗程开始调整剂量，只用维泊妥珠单抗联合利妥昔单抗，这让他痛苦程度减轻了很多，"包块都退了，蛮舒服的。"

第三个疗程结束，"村长"恢复良好，可以做一些简单运动，于是马上提议，租一辆车，带家人出去兜风，并

坚持由自己驾驶。握住方向盘的那一刻，他又找回了当年驾车驰骋在大好河山之中的快感。

自从他罹患肿瘤，全家人一直忧心忡忡，无暇他顾，女儿辞掉工作四下寻医问药，爱人始终陪他辗转各大医院。这一次来博鳌，恰巧周边配套齐全，家人在医院旁边的公寓楼租住下来，全天候照顾他。见他病情好转，家人这才安心。

"现在说起来好像很轻松，以前真的是蛮紧张的。""村长"的太太 D 女士说。每种化疗药物只能用 1 次，因为他都出现了耐药，之前的方案接连失败，自体移植做过了，都宣告无效。2020 年 4 月那次复发，因为化疗让免疫力降低，还引发了阑尾炎，可谓祸不单行。来到海南博鳌，使用维泊妥珠单抗虽然见效，但是药物副作用很吓人，他用药第二天就开始腹泻、高烧，退烧药、冰袋纷纷上阵才控制住，2 个疗程之后副反应才减轻了。"现在总算是挺过来了。"D 女士告诉我们，从 2020 年 7 月来到博鳌，"村长"在此地的治疗持续了半年，当年年底 CT 复查，再次达到 CR 状态。

"村长"能够转危为安，有赖于维泊妥珠单抗。这种靶向 CD79b 的首创抗体药物偶联物（antibody-drug conjugate，ADC），于 2019 年 6 月获得美国食品药品监督管理局（Food and Drug Administration, FDA）加速批准，联合苯达莫司汀和利妥昔单抗，可针对弥漫大 B 细胞淋巴瘤恶化或复发患者（这些患者之前接受过至少两次治疗）进行治疗。在美国和欧盟，它均被授予治疗弥漫大 B 细胞淋巴瘤的"孤儿药"资格 —— 所谓"孤儿药"，专指那些治疗罕见病的药物。因为罕见病患者人数少，市场需求小，研发成本高，所以鲜有企业愿意研发。以电影《我不是药神》中的白血病神药格列卫为例，从发现白血病中的基因突变，到格列卫上市，是制药公司的几千名科学家一起努力了 41 年，总投入 14 亿美元才得以研发成功。

正常情况下村长用的药每盒在海外的售价是 14 万元，再加上联合其他药物，每个疗程的费用大约在 17 万元，6 个疗程仅药费就要超过 100 万元。然而，他的实际支出远少于市场价格 —— 这有赖于"慈善赠药"。所谓"慈善赠药"，就是患者用药时自费一部分，受赠一部分，等同于变相降价，这样即使药品价格很高，整体费用也会大幅下降。

"对我们这样的患者来说，'慈善赠药'等于是雪中送炭。""村长"感叹。这次治疗虽然身体上遭受了极大痛苦，所幸经济上的损失还能承受，也多亏了身边好心人的

帮助 ——"淋巴瘤之家"创始人洪飞建议的"慈善赠药"方法，为他省去了近百万元药费，"假如照单全付，我估计房子卖了也不够。"

得肿瘤是不幸，得淋巴瘤是不幸中的万幸

博鳌医旅结束之后，"村长"回到上海静养，并在上海某医院接受维持治疗，采用来那度胺结合利妥昔单抗治疗。6个月后复查，结果还是 CR；后来改用单药泽布替尼维持，截至 2022 年 2 月，CT、B 超均显示肿瘤没有进展。

对于淋巴瘤这个久未露面的"老对手"，"村长"的态度是"在战略上藐视，在战术上重视"。"我不把心态放平了，肿瘤很难彻底治愈，只要它不复发就能接受，我愿意和它共存，"他说，"自己的生活节奏已慢慢恢复到得病之前，闲暇时看看股票，或约上三五个好友下棋、骑行。"就在 2021 年下半年，病情缓解不久，他又和朋友们踏上征途，开车游遍了广西和内蒙古，重现了当年的豪情逸兴。

不过，现在虽是 CR 状态，他心理压力也蛮大，身体

稍微有一点点不舒服就会紧张，不敢掉以轻心。为了提防病情再次复发，他在医院采集了干细胞。他对医生说："趁身体条件好，把好细胞采集出来冷冻起来，等到下次不好的时候，再到这里继续治疗。"

相对于罹患其他恶性肿瘤的患者，他觉得自己患上较为温和的淋巴瘤算是不幸中的万幸；相对于罹患淋巴瘤不幸身故的患者，他觉得自己到今天还能健康生活，也算是命运的恩赐了。

在病魔面前死里逃生，"村长"也总结出了自己的几条抗癌经验。

第一，要有良好的体格。他平时注重体育锻炼，常年坚持游泳，身体底子很棒，没有高血压、糖尿病这类基础病；要平衡工作和休息，不要给自己太大压力，保护好自己的免疫力。

第二，要有乐观的精神。他属虎，生性大气、开朗，凡事不钻牛角尖。很多人害怕化疗，他就不怕，肿瘤复发那么多次，每次化疗他都会说"让化疗就化疗呗"。在他看来，化疗固然痛苦，但是能让包块缩小，降低对身体的压迫感，不必过分畏惧。现在，倘若身边有遇事想不开的朋友，他都会以自己为例开导对方："我得了这么重的病都没当回事，你那点小事又算什么呢？遇事没必要怕，想通了就好了。"

第三，要找到正确的治疗途径，积极的正向指引。自从得病之后，他时常登录"淋巴瘤之家"查询信息，从病友那里既可以得到用药经验，又可以受到精神鼓舞。有一次，他在上海参加"淋巴瘤之家"的线下活动，得知一位女性病友于20世纪80年代患淋巴瘤，如今依然健康生活着，她的事迹为大家增强了信心，让病友们相信自己也可以长久生存。他特别感谢"淋巴瘤之家"这个平台，就是在这里，自己了解到"慈善赠药"的方法和渠道，为治疗痼疾扫清了障碍。

这一场抗癌之旅，的确让"村长"花销极大，"总共用了四五十万的样子，但比起生命来讲，这点钱不算什么"。他再次感谢"慈善赠药"，不仅为自己驱除了肿瘤对身体的戕害，也为家庭减轻了"财务毒性"。

"财务毒性"（financial toxicity）这个概念，出自2013年尤素福·扎法尔（Yousuf Zafar）发表于《肿瘤学家》杂志上的文章，特指在治疗癌症过程中所花费的高昂费用对患者及其家属带来的巨大经济压力，包括患者客观的经济负担和主观的贫困感受，这会严重影响患者的生活质量和治疗效果，或由于无法承担费用而放弃治疗。

为了应对经济压力给患者带来的伤害，一些慈善组织联合药企推出"患者援助项目"（patient assistance programs，PAP），向特定条件患者捐赠药品，让患者不会因为经济原因而中断治疗。"在药物进入医保之前，患者援助项目确实可以减轻患者的经济负担"，中国抗癌协会康复会会长史安利告诉我们，她自己在过去 30 年里先后患有乳腺癌、结直肠癌、三阴乳腺癌 3 种癌症，深知治疗费用带给患者的压力，以乳腺癌为例，在 2003 年患者援助项目进入中国之前，国内约 80% 的乳腺癌患者因为药品昂贵而放弃治疗。史安利曾担任中国癌症基金会副秘书长、患者援助项目负责人，对于推动患者援助项目在中国落地起到了举足轻重的作用。

那么，患者应该如何加入这些援助项目，获得"慈善赠药"的机会呢？史安利会长说："首先，要咨询医生，他们在临床上看到了患者需要这些药，就会开处方，然后我们就会介入，申请手册就会发到患者手里了，并且会根据医生的处方和患者的经济状况进行审核，审核通过之后就会通知他去药房领药。"获取这些赠药信息比较容易，通过互联网搜索各大慈善组织官网，或者通过病友之间的交流，一传十、十传百，咱们老百姓都能找得到。

有些癌症患者及家属以为，"慈善赠药"只针对极度贫困或低保人群而开设，而自己家算不上贫困，达不到申请"慈善赠药"的条件，结果出现了"过方便之门而不入"的情况，一些家庭为了治病甚至倾家荡产，透支未来。其实，"慈善赠药"并不是贫困人群的专利，毕竟在天价药面前，寻常百姓都是事实意义上的"弱势群体"。在实际操作中，患者如果想获得"慈善赠药"的资格，只需证明家庭的医疗支出占家庭可支配收入比重极高即可。

以"村长"为例，他家房产在上海市中心，本人做的是咨询工作，收入不菲，算得上中等收入群体。而他申请"慈善赠药"的流程并不复杂，只提供了病历、身份证明、经济状况，历经一个多月就获得了赠药资格。总之，对于那些罹患淋巴瘤的病友，"村长"劝大家一定要乐观，"新药很多，使用新药的机会更多！"

6

做志愿者到老

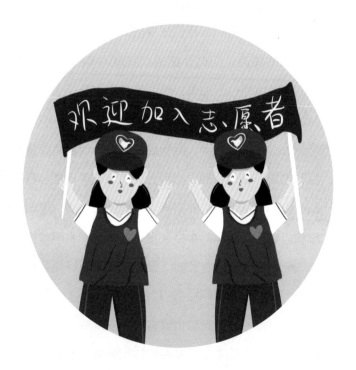

📽 被采访者：果果

▶▶▶

退伍女兵确诊罕见外周 T 细胞淋巴瘤Ⅳ期

传统放化疗后 CR，成为淋巴瘤科室病友心中的小太阳

我这么好的状态站在病友面前，对他们就是鼓励

视频采访果果的时候，正值2022年4月中旬，那时候天津春季的新冠疫情刚刚消退。她身后的背景就是其所在的天津市某医院的病房，略显寂静。中途因为信号不好，果果建议换个房间，我们起身出来，她大步流星走过宁静、整洁的楼道，随口介绍说："无论住院患者有多少人，我们楼道里面也不加床，保证患者的安全。"

"我们"这个词，证明果果隶属于这所医院，不过她既不是医生，也不是护士，她曾经是患者，现在是康复患者，同时也是一名专业的志愿者。全院职工平日都要身着有标识身份的工作服，唯独果果以时尚便装上岗，还留着紫色短发。她所在的那间小办公室也很特殊，名叫"患者之家"，是淋巴瘤内科为了能让果果在科里更好地开展志愿者服务设置的。果果说："这样的科室，在这所医院只有我们科有，且在其他医院也鲜有这样的设置。"

这位特殊的志愿者平时都在医院里做些什么呢？果果介绍说，每天上午，自己会和主任在门诊负责患者的导流工作，将那些经过检查的患者导流到住院部，帮助患者做好入院前的流程梳理，方便患者进行下一步的治疗；下

午，她会在病房帮助医护人员做患者的全程管理，和病友们谈心，记录他们治疗过程中的关键点。"上班准时，下班没点，有时一忙就到了晚上8点或9点，"果果说，"我每天的状态就像打了鸡血一样，一走进医院就感觉神清气爽，看哪里都有自己要干的事。"淋巴瘤内科主任张教授曾经关切地对她说，"怎么也不知道累？"而她回答："从生病到现在康复，在医院这么多年，感觉特别放松，就如同居家过日子，一点也不累，别把工作当成工作干，就不会觉得累。"

众所周知，医患关系的实质是"利益共同体"。正如美国著名医学史家亨利·西格里斯特（Henry Sigerist）所说："每一个医学行为始终涉及两类当事人：医生和患者，或者更广泛地说，医学团体和社会，医学无非是这两群人之间多方面的关系。"医患双方有着共同目标，那就是早日战胜疾病、恢复健康。然而，在实际的沟通过程中，患者一方往往不能准确地、充分地表达自己的需求，而医护一方往往又由于医疗资源紧张，分身乏术，顾不上悉心引导每一位患者，帮助他们走出困惑与迷茫。这往往会使治疗效果打折扣，更有严重者，会造成双方关系紧张。

而在这所医院的淋巴瘤内科，果果在医、患之间起到了关键作用 —— 为患者向医生更到位地表达诉求，替医生向患者更详细地解释治疗相关事务，并带去精神上的抚慰与鼓励。"患者刚刚确诊淋巴瘤的时候，他本人及家属往往会比较蒙，"果果说，"一开始他们不太能接受得了这个病的事实，并且特别在意病情严重程度、治疗费用、生存期等种种问题，尤其是那种上有老下有小的患者，他们会觉得自己作为家里的顶梁柱，突然之间患癌症了，是不是活不了多长时间，而且家里有孩子、老人要养，还得打工挣钱，到底这个病要花多少钱？这时候我会跟他们说，'在所有癌症里面，淋巴瘤算是预后状况最好的，现在基本上等于慢性病了。从经济上看，现在咱们很多药都已经进入医保了，您在正规医院治疗花不了多少钱。另外，如果经济实在太困难了，我们有好的临床试验，很多新药都在等着大家。'总之，我会先让患者安心一些，这样他们焦虑的情绪会稍微好转。"

对于医患之间的沟通问题，果果有着自己的见解。在她看来，医生每天要面对的患者很多，所以，作为患者，要学会体谅医生。患者和家属觉得把自己（或自己最亲的人）的生命全部交给了这位医生，但医生每天要面对很多患者，有的还是危重症患者。面对患者和家属的问题，他们会很耐心地解答，但是患者也要注意时间和场合，尽量绕开医生忙碌的时间段。此时，果果就会出现在患者和家属身边，帮助他们更高效地解决问题。

做志愿者这么多年，果果赢得了极佳的口碑，收获了数不胜数的荣誉和友谊。很多患者及其家属在"淋巴瘤之家"论坛上留言，感恩她的帮助：有人感谢她及时的引导，"初来乍到，人生地不熟，是果果帮我挂号，预约主任，帮我向健康大步走去"；有人称赞她谈吐幽默，在这所医院的淋巴瘤内科，她就是我们患者和家属的一颗"开心果"；有人感激她在关键时刻的鼓励，"认识她是在'淋巴瘤之家'天津病友群里，那时候我妈得了弥漫大 B 细胞淋巴瘤，面对着高额的治疗费用，我就想放弃了，在群里留言说'我们治不起了'，就退群了，结果果果加了我微信，她鼓励我，给我讲淋巴瘤知识，让我重拾信心，去医院给我妈治疗，转眼都第六个疗程了，想想要不是她，后果不堪设想"；有人称赞她的专业能力，"遇到问题就问果果姐，不管多忙，果果姐都会及时解答，（我们）做一个啥也不知道的'傻子'，有问题就去咨询专业人士，我们只需要积极配合治疗，我们一定都能 CR ！"

遇到那些病情严重、坚持不下去的患者，果果常常现身说法，以自己的成功案例为他们开解。果果告诉这些患者："你们现在走的，就是我当年走过的路。"，她说自己十几年前曾罹患外周 T 细胞淋巴瘤Ⅳ期，这是国内外都很罕见的分型，这类患者在所有淋巴瘤中总体健康状况较差，中位生存时间少于 3 年，可即便如此，自己并没有认命，在医院治疗后重获新生，健康生活至今，她说"何况现在，大家有这么好的条件，这么好的平台，这么好的医生，康复就是近在眼前的事情啊。"

对于那些罹患淋巴瘤而想要放弃的人来说，果果恰逢其时地出现在人生中至关重要的时刻，成为他们的引路人。"我可以说和他们是同病相怜，而我这么好的状态站在病友面前，对他们就是鼓励。"果果说。

我从来不"往上看"，都是"往下看"

相对于大多数淋巴瘤患者，果果患病时年纪更小，分型更罕见，病情更危重，经历过不少化疗和放疗，承受过的痛苦，亦非常人所能想象。

2000 年初，果果刚刚参军归来，大学毕业不久。有一段时间，她频频出现乏力、盗汗、发热，她却没放在心上，当时她正在减肥期，在吃一些减肥药，所以她以为这都是正常现象，是吃减肥药导致的。后来才知道，其实这些症状已经是淋巴瘤的 B 组症状了。果果说："症状加重后，自己去一家医院就诊，被误诊为淋巴结炎，治疗了很长时间效果不好，又转到肿瘤医院，病理科主任做了病理分析，确诊是外周 T 细胞淋巴瘤，Ⅳ 期，且已经累及骨髓。"

医生告诉果果和她的家人，外周 T 细胞淋巴瘤属于一类侵袭性肿瘤，主要起源于成熟的 T 细胞，当 T 细胞免疫表型发生异质型形态改变后便会形成肿瘤。与 B 细胞淋巴瘤相比，T 细胞淋巴瘤的治疗比较困难，预后也会比 B 细胞淋巴瘤要差，只有 25% 的患者诊断后生存 5 年以上。而且，外周 T 细胞淋巴瘤还有一大特点，就是会有很多不同的临床综合征，容易侵犯淋巴结以外的器官，特别是骨髓和中枢神经系统。

得知这个消息，果果起初还有些焦虑，到后来慢慢释然了。"当时那个年代信息比较闭塞，搜索引擎不发达，没有多少信息来源，这反倒让我没有什么思想包袱，"果果说，"我没结婚也没孩子，压力并不大，既然已经晚期了，就治吧，至于治成什么样子，我都认了。按天津人讲话，'我就这一堆这一块了'，我就这样了，就全交给主任，交给主治医生得了，随便你们，愿意怎么治就怎么治。"父母比她更焦虑，想不明白命运的剧本为什么偏要这样写，家族明明没有任何相关病史，女儿居然会患上这种罕见疾病，但他们在女儿的面前，表现得永远是积极、乐观、正面的，总是在鼓励她，从来没放弃过。

生病之后，果果认为癌症是可以被攻克的，始终保持着积极、乐观的态度，从来没有把它当作过不去的坎儿。

虽然家里亲戚没有人得过癌症，但是果果早听说过，治疗过程中会出现各种副作用，如化疗之后会脱发，这对于年轻女孩来说是重大打击。正式化疗之前，医生委婉地劝说，你的头发长，最好剪一剪，这样更好打理。她二话不说，直接去理发店剃了个光头，回家后把家里人吓了一跳。"全剃掉就没有后顾之忧了，"果果说，"假如现在不剃，等化疗开始之后掉头发，那样自己心里会更不好受，倒不如一下子剃没了，以后头发慢慢长出来，就会有一种重生的感觉。"

化疗的副作用常常使人瘦到脱相，而果果却正好相反，体重不断飙升，一度长到了 120 公斤！当然，这同样会给她带来困扰："走到街上的时候，总会有人看我，他们不知道我是因为生病吃药变成这个样子的，他们会觉得这人怎么那么奇怪，一个女生没有头发，还这么胖。其实他们本身没有恶意，但是他们的一个眼神就会让你觉得心里有压力。"果果很会自我解嘲，认为自己生病还会这么胖，是医生、护士照顾得好，这也让她更爱往医院跑，和医生、护士及病友们在一起，她觉得去医院，和病友们在一块儿挺开心的，因为大家都是这样，没有谁会看谁另类，看谁古怪。

果果治病的那个年代，药品种类和治疗方案相对较少，靶向药刚刚进入中国，不像现在这么普及，针对外周T细胞淋巴瘤，当时能采用的手段更是极其有限。在一年多的时间里，算上临床试验，她总共化疗了将近40次，放疗做了28次。因为化疗次数太多，干细胞采集不出来，所以没有做自体移植，就是靠着传统的化疗、放疗，她的病情也渐渐缓和了。她说："化疗、放疗都不是那么可怕，当时我特别希望有新药出来，但是没想到就靠这些老办法，后期竟然控制住了，每次做完B超、CT，结果显示肿块比上次稍微缩小了那么一点点，或者有一点点变化，我就感到特别欣慰。"

果果坦言自己战胜疾病的法宝是："没心没肺，也就是心态好，凡事想得开，做人别想得太多，什么事儿我都觉得肯定能过去，有什么过不去的呢？对不对？"

当然，以轻松心态面对疾病的同时，她也靠着严谨的方法防备疾病，不希望好不容易被"封印"起来的癌细胞再度危害自己。即便后来病情完全缓解，她也从未放松警惕，在医生的建议下，又继续用生物治疗巩固成果——这种疗法几乎没有毒副作用，既可以用于术后恢复的患者，又可以在足疗程足剂量的规范治疗后使用。"从我自身来讲，做生物治疗是受益的，"果果说。通过5年多生物治疗巩固，淋巴瘤没有复发，而癌症的生存期是以5年为界，如果生存超过5年就意味着被治愈。完全缓解之后，她不仅会定期复查，还会经常到医院输入营养液、干扰素，积极帮助自己提高免疫力。果果说："淋巴瘤本身就是免疫系统相关疾病，当你免疫力低时才会得，所以提高免疫力也算是一种对自身的保护。"在她看来，自己好像从来没有结束化疗过，也从来没有放松过，一直使用各种方法巩固治疗成果。

为了治病，果果这些年的确花了很多钱，但尚在可控范围内，因为她懂得量入为出，从来不要求使用那些昂贵的药，不会把钱一次性砸进去。就是这样慢慢地医治，细水长流，到目前为止治疗效果很好，连医生和病友们都惊叹，患上如此罕见的癌症居然生存了十几年，简直就是奇迹。"我不关注别人用了多贵的药，从来不往上看，都是往下看，"果果说，"有些人即便很有钱，患了重病，也有可能无法治愈，而自己作为一位老百姓，虽然经济状况一般，却能收获这么好的治疗效果，健康地活到现在，已经很知足了。"

她就这样安慰着自己，健康、快乐地生活了这么多年，又努力把健康、快乐带给更多的人，以亲身经历告诉大家，淋巴瘤不可怕，选择正规专业的诊疗团队 + 好的依从性 + 良好的心态，是康复的关键。

🖋 大家抱团取暖的感觉特别好

果果常说，是医院的医护人员亲手把自己从死亡线上拉回来的。回忆起治病最艰难的那个阶段，她说："我的体重涨到了 120 公斤，空腹血糖达到 29 mmol/L，已经面临生命危险，而我又爱吃零食，生活习惯也不好，我们护士长那段时间里就是天天为我带饭，所有伙食都由她管，帮我调理血糖、饮食习惯、作息时间。真的是在我身上，大家付出了太多"。

她对医院的医护人员感激之至，唯有以行动回报这份厚爱。

早在住院治病期间，果果就开启了志愿者生涯，既为帮助医护人员减轻工作负担，也为助力更多病友早日克服疾病困扰，让世间少一些悲剧。

果果至今还记得当年住院时结识的一家人。患者是一位从河北来的女孩，正在念大学，只比她小一岁，也是家中独女，同样罹患 T 细胞淋巴瘤，两个人在一起治病，相处很投缘。女孩在外院治了几个疗程效果不好，转来肿瘤医院，起初治疗效果还不错，然而后来由于感染及合并症，加之肿瘤负荷较大，不幸过世了。从那以后，女孩的父母无法接受白发人送黑发人的现实，长时间无法从痛苦中走出来。由于果果和女儿年龄相仿且感情很好，他们将果果当作亲生女儿一般看待，逢年过节就打来电话嘘寒问暖，邀请她来家团聚。果果每次到她家都会很伤感，能体会到这个家庭的辛酸："当家里有个病人时，大家都忙着为她治病，过得不像正常日子。可是，如果有一天家里真的失去这个病人了，那就更不像过日子了。"

与这位女孩经历类似的病友，果果遇见过很多例，更见证了身边无数的悲欢离合。从此，她决心为那些不幸患病的患者贡献一份力量，也算是报答医院的医生和护士对自己的救命之恩。她跟她的护士长、主任也说，"科里的大事、小事，包括有什么志愿者服务，或者有病友心态不好了，她都会来，且随时来。"

这句承诺，果果一直坚守至今。

在果果看来，很多时候患者的一些心里话是不方便直接对医生说的，只能找她这个同病相怜的过来人倾诉：有时，她会向患者讲述淋巴瘤相关知识及可能的治疗方案；有时，医生制定了一线方案，患者会有疑问，但又不好意思直接问医生，这时候他们会过来向果果咨询这个方案的可行性；有时，患者家里经济条件不好，就会问她有没有便宜一点的药品；有时，患者及其家属会对治疗可能产生的副作用忐忑不安，她会以自己的方式与医生沟通，再给予患者反馈……十几年里，果果帮助过成百上千的患者，使他们在治疗过程中少走弯路，可以说，她改变了很多人的命运。

果果不仅任职淋巴瘤内科的志愿者，也受邀担任"淋巴瘤之家"T 细胞淋巴瘤患者微信群的管理工作。果果说："当时我们这个群，人还特别少，因为 T 细胞淋巴瘤的患者本身就很罕见。后来大家相互熟悉了，知道我康复了十几年，活得这么好，都很惊讶，愿意和我聊天。对大家来讲，我就好像是一个外星人，一个吉祥物似的。"果果说，在疫情肆虐的情况下，"淋巴瘤之家"的网站、App 让行动受限的病友们交流起来更方便、高效，"大家抱团取暖的感觉特别好"。经由"淋巴瘤之家"这个平台，果果也有机会为全国更多需要帮助的病友服务。很多外地病友就是因为信任果果，而选择来到天津看病。

志愿者工作让果果成就感满满。医护人员赞赏她的付出，淋巴瘤内科科主任评价她："果果作为曾经的患者、现在的志愿者，一直以来都能够很好地协助医生和护士，用自身多年的抗癌经历鼓励患者如何克服恐惧和忧伤，让大家了解淋巴瘤是可防、可控、可治愈的疾病。"病友们同样给予她高度评价，有人凝练总结道"有一种服务叫'果果'"。

通过集中精力帮助病友，果果会暂时忘却疾病带给自己的痛苦，而当她通过努力改变了病友命运，完成了自己作为志愿者的使命，这种成就感使她感到生活是可控的，从而更自信地直面疾病与生活。

有人问果果，你上过大学，又有参军经历，本可以找一个收入更高的工作，为什么这么多年甘心做工资平平的志愿者？"因为这种信任、这种满足是花钱买不来的，"果果说，"感谢这场疾病让自己认识到生命无价，认识到享受生活的快乐比单纯追逐金钱更有意义，在我没有生病之前，我不觉得做志愿者的意义有多大；但是，我真正经历过以后，不管是我们科医生、护士对我的认可，还是从全国各地慕名而来的病友们对我的信任，都让我觉得我做的事太有意义了，真的。工资对我来讲，够吃够用就可以，而我现在做的工作是用自己的经历来帮大家少走弯路。人经历过生死了，还有什么不能放下的？多少钱又算多呢？有钱又能怎样？有钱也不一定能买命啊。"

也正是这种无法用金钱替代的满足感，使果果的每一天都熠熠生辉。就像"积极心理学"创始人泰勒·本·沙哈尔所说："在追求有意义而又快乐的目标时，我们不再是消磨光阴，而是在让时间闪闪发光。"

果果希望生活永远都是这样快乐且有意义，也希望自己将志愿者这份工作做下去，一直到老。

7

病痛让我更勇敢地面对生活

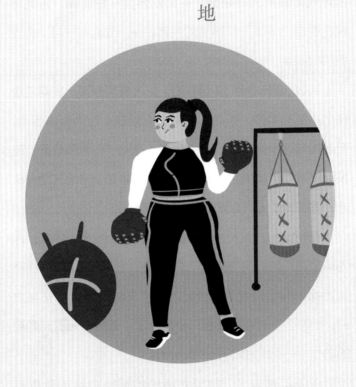

▶ 被采访者：姜勾勾

▶▶▶

单亲妈妈，弥漫大 B 细胞淋巴瘤患者

CR 后开始打拳，成为自带光环的创业者

淋巴瘤教会我的事

我们联系姜勾勾的时候，上海正因新冠疫情而管控。那一天，她只收到了一小块五花肉和一小袋鸡翅膀，家里没有多余物资，不能起火做饭，但她依然乐观，相信困难就像眼前的鸡翅膀，不久就会被一扫而光，还笑言现在的自己多了一样珍贵的东西 —— 和家人一起，有大把的时间。

从2022年3月12日开始，由于疫情原因，姜勾勾居住的小区被管控，于是业主们每天都在小区内自由活动，而姜勾勾这个健身达人就由此牵头建立了一个微信群，组织大家下楼练体能、打拳击。她会一遍又一遍地鼓励大伙儿："多运动，是可以增强抵抗力的哦！"

看到女儿一天天长大，越来越机灵、懂事、顾家，作为单亲妈妈的姜勾勾颇感欣慰，仿佛疫情以来所有的忧愁与困扰都烟消云散。然而，到了夜深人静即将安寝之时，她都会下意识地重复一个延续了十年的、顽固而隐秘的动作 —— 摸一摸自己的腹股沟。

许多年过去了，她仍然清晰地记得命运的转折点 —— 也许永远也忘不了。

2011年秋天的一个夜晚，她正在洗澡，无意间在腹股沟处摸到一个肿块，约有指甲盖那么大。当时她没有考虑去就医，一方面源于从小对医院的抵触，总感觉医院有一种负面的磁场；另一方面，此时的她正处于事业上升期，根本没时间停下来。

姜勾勾的事业起步于广告公司。少女时代，她痴迷胡兵、瞿颖主演的偶像剧《真情告白》，里面讲述了上海广告精英们的浪漫故事，这不仅让她记住了迷人的片尾曲《梦醒时分》，更让她无比羡慕高档写字楼里都市白领们潇洒随性的生活方式，"那种生活简直太酷了"。毕业后，她梦想成真，顺利进入一家广告公司，为某著名饮料品牌做设计，后来又跳槽到一家做进口酒类的跨国集团。面试时 HR 问她，外企需要员工讲英语，你的领导会讲英语而你不会，该怎么办？她自信满满地答道："虽然我现在还不会，但是像我这样设计水平高，又愿意学英语的人，在上海并不多见。"她入职以后，执着、外向且学习能力强，又吃得下经常加班、熬夜的苦，迅速得到了同事们的认可，每隔两三年便会晋升一级。直到 2011 年秋天，也就是她隐隐觉得自己身体出问题的时候，正是她向更高一级管理职位发起冲刺的当口，作为一个事业心极强的女性，怎么舍得这个稍纵即逝的机会呢？

就这样，足足有一年时间，姜勾勾一心扑在工作上，根本没有在意那个指甲盖大的肿块。谁知，这个肿块一点一点往上爬，增长速度超过了她的晋升速度，先是变得像鸽子蛋那么大，后来变得像鸵鸟蛋那么大。她意识到问题严重了，急急忙忙去看医生，诊断很快就出来了，是非霍奇金弥漫大 B 细胞淋巴瘤。

尽管姜勾勾坚强、乐观，但是意外遭逢这场人生变故，她也会害怕，她坦言，自己也并非生来就是铁打的。不过，和歌曲《梦醒时分》里的态度略有不同，遇见"肿瘤君"这个冤家，她虽然感到"万分沮丧"，却没有"怀疑人生"。那段日子，她谨遵医嘱积极治疗，还在精神上给予自己正向暗示，买来同为非霍奇金淋巴瘤患者的漫画家熊顿的作品《滚蛋吧！肿瘤君》，和当时上小学的女儿一起看，用诙谐的漫画放松心情。

当然，治疗淋巴瘤的这条路走起来遍地荆棘，并不轻松，除了身体上万分痛苦，经济上的压力往往也会压得人喘不过气来。医生给出的方案是先做手术，再进行 6 个疗程的化疗，R-CHOP 化疗方案结合美罗华。要知道，当年美罗华尚未进入医保，一剂就要两万多块，全程治疗费用约有几十万。她虽然工资不算很低，但是家庭负担重，从小父母离异，自己结婚又早，2004 年就生了孩子，上有母亲要照顾，下有女儿要抚养，到处都是用钱的地方。

面对这笔突然降临的天价治疗费，她感到一种泰山压顶似的压力，不得不四处筹钱。

开口借钱不容易，但是在这个与钱打交道的过程中，她也重新认识了一些人，彻底看清了一些事：原本关系生疏的人由于一场变故能走得更近，而原本以为有能力施以援手的人却不闻不问，令人伤心。

至亲情深，然而姜勾勾的双亲早年离婚，父亲另组家庭，母亲带着她一起生活。因为一团怨气蒙着，在她脑海里父亲的印象早已陌生。得肿瘤可能会死，母亲想告诉父亲一声，但多年失联且没有电话，最后还是通过好几道关系才找到父亲的联系方式。父亲来了，与女儿抱头痛哭，知道她患癌，特意买来补品，希望她早日康复；又听说她治病需要几十万，就拿出了自己的钱给她治病，并经常来探望她。那段日子，姜勾勾早先因双亲离异而产生的心理创伤，也慢慢抚平了。

听说姜勾勾患癌，她当时所在跨国公司驻上海的几十位同事自发组织捐款，给她凑出七八万的医药费，但是这些钱再加上父亲给的几万块仍然不够，还得找其他亲朋借。姜勾勾说："记得有一次，母亲去找一位比较富裕的亲戚去借钱，结果那位亲戚因害怕我们未来还不起钱，直接给了我们一千元了事。这件事让我和我母亲伤心了好一阵子。"

筹款过程虽然坎坷，母亲最终还是从几位姨妈那里凑够了费用，姜勾勾的病情也日渐好转。2012年10月1日，她完成了手术，取出巴掌一样大的肿瘤，之后再用R-CHOP结合美罗华完成6个疗程的化疗，她体验过恶心、呕吐、脱发等化疗带来的副作用。再大的痛楚她都可以忍受，只是不敢给女儿讲肿瘤的危害，怕影响女儿的心情。直到有一天电视里播报了漫画家熊顿去世的消息，女儿转过头来说："她死了，妈妈你也会死吗？"随之淌下了眼泪。熊顿本人阳光的形象，以及她那些温暖的漫画，原本可以帮助女儿，减少对淋巴瘤的恐惧，而在那一刻，姜勾勾也不知道该怎么去安慰女儿了。熊顿虽然走了，但是其乐观的信念始终感染着姜勾勾及千百万肿瘤患者。她还记得熊顿说过的一段话："生活给予我的，不管是幸运还是坎坷，是快乐还是痛苦……所有情绪与经历，统统可以成为付诸笔尖的素材。"

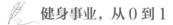 健身事业，从0到1

姜勾勾的生活轨迹被这场疾病重塑了。

在淋巴瘤来她体内打卡以前，她是公司的业务骨干，一直冲在一线，外面应酬多，过着都市精英白领那种灯红酒绿的生活。而在为了治疗肿瘤开始化疗之后，她要经常去医院，一个星期只能上班 3 ~ 4 天。生病导致她精力减弱，在化疗期间只能做一些策划、文书类的工作，不再跑一线了。虽然淋巴瘤已彻底治愈，但是她的事业发展也进入了瓶颈期，连续几年都没有升职。到了 2015 年，当初公司里那些给她捐过款的同事，或离职或转行，她也想换一种活法，决心与从事 11 年的广告行业挥手告别。她说："这些年吃吃喝喝够了，想找一个健康向上的工作环境。"

进入健身行业，是她深思熟虑的结果。早在生病调养期间，朋友为帮她走出阴霾，带她去健身房骑动感单车。她说："因为从来没有运动基础，30 多岁的我像熊猫爬树一样艰难地爬上单车，勉强完成了 1 小时的健身课程。"她说虽然第一次健身经历略显狼狈，但是却让她彻底爱上了运动，运动后多巴胺分泌带来的愉悦，让她最终决定，将健身当作刷牙、洗脸一样每天必做的事，并自此开启了360 度转行，从进口酒类公司闯进健身行业，从教练做到主理人。

以动感单车为起点，姜勾勾近年来接触了多种运动项目，撸铁、拳击、泰拳、巴西柔术 …… 不一而足。然而她更偏爱且擅长的运动是拳击，确切地说是近些年正流行的"白领拳击"，它不仅视觉冲击力强，还有浓厚的互动氛围，给人强烈的参与感和归属感。

"白领拳击"被《金融时报》称为"新高尔夫运动"，它迎合了人类需要打击东西的天然本性，并且给人一种独特的心理挑战，常常需要付出血的代价。在中国各大一线城市，"白领拳击"开展得如火如荼，已经成为一种时尚的生活方式，在平日里工作压力大的白领们看来，下班后脱去职业套装，戴上拳击手套和头盔，与对手比试较量，才是真正释放自我的时候。姜勾勾说，如果单纯撸铁，只有自己一个人，略显单调，而拳击则不然，每节课有三四十人，其中有一半是外国人，不同文化交融在一起，使得拳馆不仅是健身场所，也是一个社交场所。

拳击运动的有氧消耗是跑步的3倍左右，适合脂肪堆积过多的年轻人，尤其是泰拳，它瞬间爆发力强、肢体伸展幅度大，训练时要大量练习出拳、踢腿、肘击、膝击等，全身肌肉都会被带动，所以整体塑形比较好，不会练成一块一块的大肌肉，姜勾勾最初就是想快速减脂才选择"入坑"。这些年，她坚持1周练习6次、每次2小时的运动频率，效果明显 —— 她自感体力更好，体态更轻盈，身材也更紧致，而且有了肌肉线条，走起路来更有信心，她说："我在夏天爱穿运动背心，可以展现我的肩膀和手臂肌肉。"

　　在接受拳击训练半年之后，姜勾勾决定参加外滩争霸白领业余拳击比赛。这项比赛在上海已经举办多年，而她是参赛的第一位癌症康复者。"只训练半年就参加比赛是有些冒险的，"她说，"比赛之前自己下定决心无论有多少困难都要参加，输赢并不是最重要的，因为这是一场慈善拳击赛，我想在这样的场合告诉我身边的人，尤其是与癌症奋战的伙伴，如果我可以做到，你也可以！"在她看来，拳击不只是一项运动，更是一种精神，正如她欣赏的一位拳击教练所说的那样："拳击真正教给我的，是真正勇敢地去面对生活。"

　　第一次参赛，姜勾勾缺乏经验，没有休息好，故而落败，她说："那一次睡眠不足，早上 5 点多起床，而比赛在晚上七八点，并且我挨了一拳后就蒙了，再打心里就没底了。"过了一年多，她决定挑战自己，再度登上拳击台。这一次，她从技术、体能上都做足了准备，且为了养好精神特意睡了午觉，以坚韧的意志带伤上阵 —— 当时两个膝盖都有积水，需要戴护膝，她吃了止痛片后才登场，最终艰难地取得了胜利。虽然只是业余比赛，但是作为癌症康复者来说，这已经相当了不起了，姜勾勾的拳击教练雷蒙德评价道："她能够这样去做，已经超过许多人了，我觉得她比我们都厉害。"

姜勾勾说："我从来没有想到过我要上去打，开始我都没想过要去做运动。"她这样一个前30年从未想过健身的人，经过一番淬炼，竟然成为圈内小有名气的健身达人，开设自媒体"Jay Jay在减肥"，推广健康运动理念和方法，她凭借不服输的精神及励志故事，吸引了很多正能量的网友，有人见证了她的蜕变过程后也爱上了健身。一位拳友这样评价她："有自己的味道，有自己的风格，是独一无二的。"一位前同事说："她的性格非常乐观，非常爽朗，所以这也有可能是她能战胜病魔的原因之一。"

打开了属于自己的另一扇门，在健身行业取得了一番成就，姜勾勾很自豪地说："老天没让我死，说明我还有用。"

要对生命有敬畏感

早在拳击首秀之前，姜勾勾就与"淋巴瘤之家"结下了深厚的情谊，而"勾勾"这个昵称也是"淋巴瘤之家"服务中心负责人娟娟取的，因为其英文名叫作"Jay Jay"，所以娟娟就称她"勾勾"。当年她那场拳击首秀，娟娟带着摄影师来上海外滩全程直播，姜勾勾十分开心地说："我也是想通过参与这次活动，可以帮助'淋巴瘤之家'里的病友们。"

这些年，姜勾勾一直在用自己的治愈经验和健身知识帮助那些和淋巴瘤作斗争的患者。她经常在病友群里分享如何健康饮食，如何积极治疗，如何享受生活。十年前她患淋巴瘤的时候，互联网不如现在发达，很多病友由于信息获取偏差，对肿瘤的认识存在一定误区。"我有时候会上论坛看一看，有人说染头发会让肿瘤复发；还有人说海鲜、肉类等'发物'不能吃，也会让肿瘤复发……这就很无聊，不吃这些东西，你的蛋白质从哪里来啊？"姜勾勾说。她还看到论坛上有人说自己康复后会继续"躺平"，尽量什么也不做，怕累到了也会复发等，"这说明我们还有很多事情要做。我正以自己的实际行动在努力感染更多的人。"

在姜勾勾看来，作为肿瘤患者，只要结束化疗了，生活就要往前看，不要再让疾病成为前进路上的障碍，闹得自己忐忑不安，因为一棵树而失去整片森林。很多康复多年的病友总会担心肿瘤复发，十分忌讳别人提起"复发"这个字眼。有一次，她在一个病友群里看见某病友问群主："您复发过吗？"这位病友马上被群主愤怒地回击：

"你会聊天吗？"现在大家流行讲"活在当下"，她对这句话的理解是：今天该干什么还是干什么，尽量不让它影响生活。她也思考过，万一肿瘤复发怎么办，但她绝不会为此过分忧虑，使自己畏首畏尾、患得患失。她说："在任何不好的情况发生之前，我尽力过好我的生活，这个是我能做到的。"她也劝那些身体出现状况的人，要对生命有敬畏感，不要太焦虑，但也不要太不把疾病当回事，不能像我一样，生病拖了一年才去医院。

年近不惑，姜勾勾越来越清楚，人生无常，老天如果要让一个人离开，方法太多了。当年她生病住院的时候，经常有亲朋好友前来探视。其中有一位多年至交，来医院看望时劝她宽心，还开玩笑说，多少年之后又是一条好汉。没承想，她出院之后的没多久就是去参加这位老友的葬礼——某个夜晚，他不幸在高速公路上出了车祸，"车子像钢丝球一样卷在那儿"，生命骤然而逝。

正因为生命有限，我们才更要把握当下，竭尽所能完成那些自己真正热爱的事情，姜勾勾常说："试想一下，在临死前，回忆我们的一生都做过什么，还有什么事情自己想做但没做的。别偷懒，只要还能走，就去做自己喜欢的事情吧。"

每一年，姜勾勾都会设定一个不同的目标，去做那些与以往不同的、发自内心喜欢的事情，如业余拳击比赛，她想做，就去做了。2022年，她希望参加一场比基尼大赛。普通人眼中，穿比基尼的女性应该是长腿、细腰、丰胸，再配上白皙的皮肤，这当然是一种审美。而姜勾勾要参加的是健美协会组织的比基尼大赛，这需要体现肌肉的线条美感，不是说瘦就可以，还得有肌肉。她说："自己的偶像是拉丁天后詹妮弗·洛佩兹，已过知天命之年依然自律，常年健身且规律饮食，使自己保持着青春活力。她皮肤紧致、腹肌健美展现出女性的狂野美感，是与娇柔相对的另一种美。"

为了备赛，她从年初就开启了更加规律且辛苦的训练，早晨做一次40分钟的空腹有氧运动，下午撸铁一个半小时，每周要练5~6天。虽然疫情使得这些运动暂时中断，但是她没有放任自己，不能出小区就带着邻居们练拳击，不能出楼门就跑楼梯，不能出家门就练哑铃，并且严格按照健美教练开出的食谱用餐——鸡蛋白、燕麦、西兰花、两顿鸡胸肉、两个水果，魔芋虽然难吃得像塑料一样，但她也要吃下去。姜勾勾说："无论输赢，无论花多少时间，只要我有一天能塑形成功，站上了那个舞台，我觉得我就成功了，毕竟不是一般人能够受得了天天白水煮西兰花和鸡胸肉的。"

受她影响，女儿也拥有了开阔、积极的人生观，支持妈妈的各种选择，力挺她去健身，去比赛，去谈恋爱，去做任何自己喜欢的事情："开心就好嘛，你只有这一次生命。"

现在，姜勾勾又回到了她热爱的广告行业，和她的俄罗斯男朋友一起创办了上海杰仕广告，做起了她最喜欢的创意广告行业，公司是在管控后最不稳定的时候创立的，至今已经2年了，让我们一起祝她再一次获得成功！

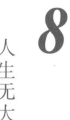

8

人生无大碍

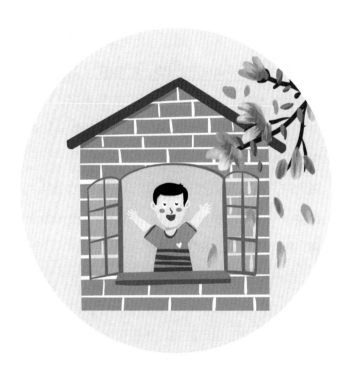

被采访者：潘大庆

伴随 *TP53* 突变的复发难治性淋巴瘤患者

最终受益于 CAR-T 疗法结合化疗

即使离开世界，也要轻轻松松

潘大庆站在窗边，望着 4 月万物齐吟的南京，牡丹、海棠、绣球、碧桃、杜鹃兀自盛放，而樱花已先一步飘逝，零落成泥。

他想，也许过不了多久，自己将再也见不到眼前的花花世界，是时候断舍离了。随后，他将单位的私人物品全部打包，托付给两个知心的同事，叮嘱道："如果哪天我走了，请帮忙把它们丢进大江大河。"在他看来，既然人要离开了，就不如把所有的负担、有瓜葛的物品都清理掉，来时轻松，去也轻松。

潘大庆之所以产生这样的想法，是因为他已经"绝症"缠身 —— 那是 2019 年 4 月，他被医生告知患上了结肠癌，预计还有 3 个多月的寿命。

这一场疾病是悄然来袭的。

人生前 50 年，潘大庆一向很健康，注重体育锻炼，经常参加单位组织的运动比赛。然而从 2018 年的冬天开始，他感觉身体出现了异样，变得特别怕冷，冬天睡觉盖着厚被子，腿上还要穿上棉毛裤；他还变得容易紧张，每当进入陌生场合，就会感到浑身发紧，四肢冰冷，频频出汗，并且走起路来很吃力，像岔气一样。最初，他以为这些体感变化只是中医所说的虚症，没有过多担心。但新一年的春天还未过半，他开始胃痛，喝了医生开的温胃舒颗粒也未见好转。4月中旬某夜，他发现自己便血，马上意识到情况不妙，转天他就到南京某著名三甲医院挂了急诊，经过一番检查，被门诊医生告知罹患了结肠癌，病情很不乐观，医生说："主动脉周围全是癌细胞，剥离难度很大。"但他还是决定去做这个难度很大的手术，希望能在五一劳动节前与癌细胞做个了断。

等待手术的日子里，潘大庆沉浸在悲伤与绝望之中，"医生跟我们谈过之后，我当时觉得病好不了了，而且能维持的时间也不会很长，"潘大庆说，"莫大的病痛与精神压力让自己难以承受，不得不找各种方式纾解，有时候他会在夜静更深之时在亲友微信群里发一些信息，都是一些悲观情绪的表达。"身边的亲友知道了他患病的消息，先后来医院探望，并纷纷施以援手。从他住院开始，单位就自发开展了募捐行动，同事们这个捐几百，那个捐几千，争相奉献爱心，而他的同学们更积极，帮他筹集了不少资金，以应对术后之需。

那年的5月，手术尚未进行，潘大庆从住院医生那里得到一个还不算坏的消息 —— 根据免疫组化结果显示，他患上的其实是非霍奇金弥漫大 B 细胞淋巴瘤，相对于结肠癌来说侵袭性小了不少，算是不幸中的万幸；而针对弥漫大 B 细胞淋巴瘤，通常采用的一线治疗方案不是手术，而是化疗。

于是，潘大庆按照医生给定的方案开始化疗，每 21 天 1 次，原计划化疗 7 次，然而完成 4 次化疗之后进行的中期检查发现，没有任何效果，转而采用 R-EPOCH，也就是 96 小时的化疗方案。患者需要 4 天 4 夜持续输液，吃喝拉撒几乎全在病床上，可是，即便承受了化疗带来的这么多痛苦，肠道内的肿瘤依然没有退却的迹象，反倒愈演愈烈，仅仅 4 个月时间，肿块不断增大，先从最初的 4 cm 长到 6 cm，后来又长到 10 cm。

面对如此严峻的病情，医生建议采用二线治疗方案——手术，但当即被潘大庆和家人否决了。"一线方案都解决不了，二线方案怎么可能成功呢，"潘大庆说，"我当时因为持续化疗，毛发已经全部掉光了，吃任何东西都难以下咽，体质极度虚弱，可以说是手无缚鸡之力，再来开膛破肚，一刀下去可能就完蛋了。"那时已是 2019 年 9 月，与淋巴瘤纠缠了将近半年时间，却依然看不到好转迹象，潘大庆对成功治愈出院几乎不抱任何希望了。

然而，潘大庆的爱人选择不放弃，而是想尽一切办法挽救丈夫的生命。在她看来，既然当地最好的医院都无能为力，那就去一线城市试一试。她拿上丈夫的病理报告，离开南京，赶赴外地寻医问药。恰好，当时正值第 16 个"世界淋巴瘤日"之际，全国各大医院、基金会及患者交流平台都在组织宣传活动，包括与患者及家属面对面交流活动，分享淋巴瘤最新诊疗进展，解答患者治疗过程中的困惑。潘大庆的爱人就参加了一次"淋巴瘤之家"主办的宣教活动，专家们介绍了很多先进的淋巴瘤治疗方法，完全缓解多年的病友也为患者及家属提出了中肯的建议。会后，她向几位与会专家反映了丈夫的病情，他们都说淋巴瘤本身并不可怕，而她丈夫的病情由于存在 *TP53* 基因突变，属于复发难治性淋巴瘤，非常凶险，却也并非毫无希望。北京一位专家告诉她，可以带着潘大庆来北京，这里有更好的治疗方法。

"我觉得，不管去不去北京，自己都无药可治了，去了北京可能就回不来了。"收到爱人消息的潘大庆不乐观地说道。当时他已瘦骨嶙峋，体重下降了 30 多斤，自感山穷水尽，精神处于崩溃的边缘，他在网上看到有淋巴瘤病友已经做过自体移植，身体仍然非常不好，精神也十分萎靡，那么自己又能好到哪里去呢？不过，在爱人的坚持与鼓励下，也为了那些热心捐款、盼望着他早日康复的亲朋好友，他决定拼一拼运气，坐上轮椅，登上了开往北京的列车。

从南京出发的那一天，秋风乍起，只见紫金山麓的彼岸花已经开了，殷红似血，如火凤凰一般振翅欲飞。

生命的味道

2019年国庆节期间，潘大庆来到了北京，并住进了北京某医院接受治疗。他选择这家医院主要也是因为专家的推荐。

"我们要感谢F医生的执着。"潘大庆说。据潘大庆介绍，早在还未离开南京之时，自己和爱人就多次联系她，咨询住院事宜，而F医生也有问必答，清晰地为他们剖析种种利害。通过她的讲解，潘大庆和爱人对这所医院有了更全面的认知。彼时医院刚成立不久，医疗资源并不紧张，而F医生所在的血液四科，在两位主任的带领下，借助诊断平台、造血干细胞移植平台，以及CAR-T治疗平台探索复发难治性患者的治疗新策略，将基因突变与患者临床指标结合，指导患者治疗的方向及靶向药物的选择，提升了复发难治性淋巴瘤患者的治愈率。

认知成就信任，信任成就选择，潘大庆最终选择了这所新成立不久的医院。他十分感念 F 医生的热情和耐心，这样的就医体验在以往还不曾遇见，他说："我以前会觉得，医患关系应该是平等的，可是等我生了大病才知道，医生和患者并不是完全平等的。"他谈起自己在家乡医院的就诊经历，当时有很多问题想咨询医生，就问医生能不能加微信或者留电话，结果医生这么回答的："你听说过哪个医生给患者留电话的？"入住这所医院之后，他能感受到贴心的服务，尤其是在医患沟通方面，交流更加方便、自由，患者跟医生任何时候都可以交流。私底下他们有自己的微信群，包括医院的群、病区的群，以及医生和每个患者之间的小群。这样便捷的沟通，在他原来那家地方医院是从来没有体验过的。他觉得："假如生命真的进入倒计时了，那为什么不让自己在最后时刻心情舒畅一些呢？"

虽然医患交流顺畅，但是由于复发难治性淋巴瘤疗愈困难，潘大庆的治病之路还是颇费一番周折。入院不久，潘大庆就接受了 1 次化疗，不仅收效甚微，还为他平添了一份痛苦 —— 引起了大出血，医院紧急动用一款靶向药后才稍见好转。他不由得感叹："化疗确实是迫不得已的办法，没有任何人愿意承受这样的打击，假如未来科学进步了，有技术能替代化疗，那真是功德无量。"医院血液四科主任医师找到潘大庆夫妇，详细讲述了治疗难度，说像他这样的复发难治性淋巴瘤，化疗已经无济于事，剩下可行的办法就是 CAR-T 疗法。

这是潘大庆第一次全面了解 CAR-T 疗法，也就是嵌合抗原受体 T 细胞免疫疗法。众所周知，在人体免疫系统中，T 淋巴细胞作为人体内的"战士"不断抵御和消灭着肿瘤细胞、病毒感染等；CAR 作为一种基因工程技术制造的人工受体分子，它可以赋予 T 细胞针对某个靶点抗原表位的特异性，从而增强 T 细胞识别抗原信号与活化的功能，产生更多的 T 细胞，并引导 T 细胞追踪到癌细胞并将其摧毁。CAR-T 疗法根据每位患者自身的细胞来量身定制，因此被称为"活体药物"；又因其对癌症有很好的打击作用，被誉为"癌症治疗的海豹特种部队"。同时，也说明了 CAR-T 疗法可能带来的副作用，常见的就是"细胞因子风暴"，也就是细胞因子与免疫细胞间的正回馈回路而产生的过度炎症，会造成器官的损伤或衰竭，严重者会导致休克甚至死亡，其他可能的副作用还包括感染、发烧、头痛、出血、腹泻、恶心、呕吐等。

尽管风险极大，不过面对这仅存的治愈机会，潘大庆唯有迎难而上。要进行 CAR-T 疗法，患者先要进入一个无菌环境的移植仓，接受细胞分离术，把血液从手臂上的血管引流到分离机，将单核细胞分离出来，剩下的血液再经另一手臂上的血管回输体内；接下来，把收集到的单核细胞送到实验室，分离出 T 淋巴细胞，利用基因工程制造出 CAR 混合基因，将 CAR 基因转殖到 T 细胞内，T 细胞表面就会表达 CAR，之后让这些 CAR-T 细胞在体外增殖扩充到足够的数量，经一道过滤手续后，就可以注射到患者体内以治疗肿瘤。在注射之前，患者还要做一次化疗，让身体处在可以接纳 CAR-T 细胞的状态下。

将近 30 天的疗程，经受 CAR-T 疗法再结合化疗等一系列治疗后，潘大庆痛苦地死去活来，身体各项指标也都出现了异常，命若悬丝。然而，事实证明，这番磨难是值得经受的。数周之后，潘大庆的各项指标大为改观，PET-CT 评估达到 CR 状态，他终于在 2020 年 1 月 10 日成功出院。

从医院"毕业"之后，潘大庆没有急于回南京，而是留在北京的亲戚家调养身体。医生叮嘱他，这段时间一定要加强营养。潘大庆记得之前做化疗的时候，肠胃拒绝外来的一切东西，小到一叶香菜、一粒米都难以下咽，而在结束 CAR-T 治疗半个月的时间里，他发现长期受损的食欲慢慢恢复了，饭量也明显增加。"身体能否正常运转，就是靠你吸收的营养，而营养的来源就是一日三餐，看你能不能吃掉一碗米饭，一颗青菜，一块鱼，"潘大庆说，"在北京的那段日子，每天早晨我都会用两个鸡蛋加米饭烹制一大碗蛋炒饭，狼吞虎咽地吃下去，这种感觉让我感到了生的希望。"

每日一大碗蛋炒饭入口，香喷喷、暖洋洋的。这种味道源自食物，也源自生命。

能爱别人是幸福的，被别人爱更是幸福而有意义的

在北京小住几个月后，潘大庆返回南京继续休养。到2021年1月，也就是潘大庆完全缓解1周年之际，他重新回到原单位，走上熟悉的岗位。单位属于国企，领导很照顾他，尽量少扣减其生病缺勤期间的工资，也不给他安排太繁重的工作。对他来说，复工带来了巨大的精神动力，也加强了康复效果，让他感到元气慢慢恢复了，同事都说他和以前相比几乎没什么两样。

"生病让人沮丧，特别是得了癌症这样的重大疾病，简直让人绝望。但是，在生命最黑暗的2年里，我对社会、对人生都有了全新的认识，"潘大庆坦言，"这场磨难

让自己更加懂得感恩，每当想起同事们当年慷慨解囊，自己就感激不尽，复工后的第一件事就是为每位同事奉上一份小礼品；对于那些帮助过自己的亲戚、朋友，我挨个登门致谢，尤其是长辈，每隔个把月我都要去拜望一遍。长辈也好，同事中的长者也好，他们看到年龄小一点的人来看望自己，会很开心。你的这份关心，对他们来讲也是很幸福的事情。"

病愈之后，潘大庆一直以各种方式回馈着那些曾经帮助过自己的人。他说，绝症让自己懂得，能爱别人是幸福的，被别人爱更是幸福而有意义的。

潘大庆一度离死亡很近，可以清楚观察到"死神"的样子，而渡劫之后他也学会了更清楚地观察生活，就像之前观察死亡那样 —— 人在活着的每一天都应该认识到生命有限，这很重要，因为它将影响你如何看待生活。

现在，潘大庆格外珍视健康，同时也对"健康"的概念有了独到的理解。例如，当下很多年轻人不吃烧烤、油炸食品，不喝啤酒、奶茶，以及各种碳酸饮料，一是为了保持身材，二是觉得这些食物对身体不健康，而在潘大庆的眼中，这些东西并不是洪水猛兽，只要懂得控制量就好。潘大庆曾经因为化疗长期丧失食欲，吃不下任何美食，那种感觉简直生不如死，所以他建议那些健康的人，珍惜今天的好胃口、高欲望，因为无灾无病、能吃能睡本来就是一种幸运，它是偶然的而不是必然的 —— 正因生命有涯，健康有界，所以对生活保持欲望，就是你仍然健康、仍然活着的绝佳证明。

在潘大庆生病之前，有位无话不谈的好友就和他说过，除去生死，人生并无大碍。进入知天命之年，特别是经历过淋巴瘤这一重大疾病的生死考验之后，潘大庆对这句话有了不同的见解，想稍作改动送给朋友：即便有生死，人生亦无大碍。

潘大庆已将生死看淡，他的微信昵称叫作"海中间"，头像是大海中间的一头海豚，正奋力逃脱一鳍之隔的鲨鱼之口，这代表着一种人生态度。"我一直认为人生是无助的，命运是不可逃脱的，就像图中的海豚，终究会落入鲨鱼之口，"潘大庆说，"自己对人生的认识是悲观的，但也是平静的，他主张绝症来临医药罔效时执行安乐死，也希望国家有战争时自己能投身战场，不拖累别人，能为国家、为社会做一点贡献。"

抱持着这种人生态度，潘大庆在生活中也尽可能地"做减法"。从生病初期开始，他就决心减少私人物品，无论在单位还是在家中，凡是与己有关的物品，基本扔掉了，因为他自认在世的时间不会太久，会随时遇见意想不到的事情。当然，在这个抛弃的过程中也有不舍："最舍不得的是我那3本高中时期的笔记本，扔了，感觉没意义；还有一台台式机的主机，里面有我大量的旅游、工作相片，回忆太多太多了，感觉整理出来没有太多意义，就扔了。"

当然也有他无论如何也不愿意丢掉的关于女儿的照片，从她牙牙学语一直到大学毕业，那些珍贵的记忆，还被完好地保留着。他并不怕死，只想拥有更多的时间，看着女儿一天天成长。

诚如潘大庆所言，即便人生真的毫无意义，但为了那些爱我们的人和我们爱的人，也要好好活着。

9

一念天堂

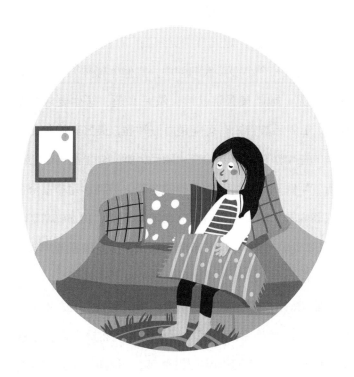

被采访者：秦阿姨

▶▶▶

12次化疗，一线、二线方案后依然有新病灶

加入 CAR-T 临床试验，至今 CR 5 年

绝境中最后一根救命稻草

50 岁之后，秦阿姨总能体验到生活对她的剥夺感。

知天命的年纪，家住上海崇明岛的秦阿姨从纺织厂无奈下岗，开始在压抑的情绪中四处奔忙，打各种短工补贴家用。紧接着一场旷日持久的大病悄然找上门来。

2017 年 9 月，她无意中觉察到自己身体的轻微变化：脖子上长起一个小馒头大的肿块，其他体感并无异常。为保险起见，她赴某医院就诊，做完 B 超，医生要求留院观察，1 周后被告知有可能是血液肿瘤，最好到擅长血液病学的三甲医院进一步检查。随后，她来到上海市中心的一所三甲医院血液科，做了骨髓穿刺，被确诊为非霍奇金淋巴瘤中较为常见的弥漫大 B 细胞淋巴瘤，伴 *TP53* 基因突变，二期。这所医院的床位很紧张，很多患者要排队几个月，但是她的病情严重，马上就被收治住院了。

最初得知确诊淋巴瘤的消息，秦阿姨有点蒙，不明白这么严重的疾病是怎么找上自己的。虽然报告说长了肿瘤，但是明明没有任何难受的体感，用她自己的话来说，"肿块一点都不疼，没什么感觉。我在乡下家里还坚持每天种菜呢。"确诊之后，她当即在医院开始了 8 个疗程的化疗。在这段日子里，她总是忧心忡忡、心神不定："我好好一个人，之前还一直在家里忙前忙后种菜，一下子就这么停下来了。一听到人说'淋巴瘤'，尤其最后那个字，心里就害怕了。我怎么生了这个病？我一直身强体壮的呀？人家说的这个病会吃不下饭，还有各种不良反应，可我查出来是这个病，身体好好的，一点反应都没有。"

就在忧思与化疗伴行的日子里，秦阿姨的身体也像漏水的游船一样慢慢沉向深渊。先是3个疗程后出现痰中带血，她马上发微信给医院的随访医生，好在得到的回复是并无大碍，只是咳嗽太厉害，把毛细血管弄破了，虚惊一场。中期评估时，脖子上原本的肿块减小了，但没有完全消失。等8个疗程结束，"肿瘤君"这位不速之客并没有离开，而是选择长住下来 —— 从她的脖子转移到了纵隔，越长越快，病情进一步恶化，从最初的二期发展为三期。为了控制病情继续发展，医生决定为她增加4次化疗，可是效果依然不理想。随着化疗次数增多，秦阿姨的身体情况日益恶化，有一次化疗回家，竟然体力不支晕倒在半路上。

根据国外文献报道，弥漫大B细胞淋巴瘤侵袭性强，其中40%～50%的患者经过一线治疗后被评估为难治或复发。秦阿姨就属于这种情况，经历了一线化疗方案、二线化疗方案，依然有新的病灶出现，好像眼前所有方法都毫无效果，到2018年4月，检查报告显示病情已发展到四期。身体就这么一天天垮下去，生命之火似乎即将熄灭，秦阿姨的眼神也愈发黯淡了，但还抱着最后一丝希望，将求生的目光投向自己的主治医生 —— 医院血液内科的赵主任。

为了拯救秦阿姨的生命，赵主任及其团队决定试一试CAR-T疗法，即嵌合抗原受体T细胞免疫疗法。它的治疗原理是：通过基因工程技术，激活人体内发挥免疫功能的T淋巴细胞，将这个负责保卫工作的普通"战士"改造成"超级战士"，即CAR-T细胞，利用其"定位导航装置"CAR，专门识别体内肿瘤细胞，并通过免疫作用释放大量的多种效应因子，高效地杀灭肿瘤细胞，从而达到治疗恶性肿瘤的目的。2013年，《科学》杂志将CAR-T细胞疗法评为全球十大科技突破之首。对于那些复发难治性淋巴瘤患者而言，在临床试验中接受CAR-T治疗后，接近一半的人群能够实现长期生存。

这种疗法费用很高，且未纳入医保，正常情况下，患者需要承担的费用大约是120万元。已在前期治疗花费数十万元的秦阿姨听到这个金额，顿时瞪大了眼睛："我哪里有这么多钱？"赵主任团队的医生又告诉她，这种疗法刚刚进入中国，尚在临床试验阶段，而致力于研发和引进国际先进免疫细胞治疗技术的某公司正在中国开始招募患者，如果患者入选，就可以免费接受 CAR-T 治疗，但治疗过程中可能会引发严重的毒副作用。"你们就让我去试验好了，"秦阿姨当即回应医生，"反正我这个病也没办法了，就交给你们帮我处理了。你们如果说不行了，我就只有一天一天地等死了。"有些患者会担忧，自己参加临床试验会被用来当作人体小白鼠，秦阿姨却看得开："当小白鼠不好吗？为医疗进步做做贡献，有啥不好？我们现在用的方案，之前都是有很多人默默做了临床试验的，只是我们不知道而已。"

2018 年 10 月，经过赵主任及其团队的帮助，秦阿姨很快就签下了知情同意书并通过了筛选，正式参与到这项新药注册临床试验（investigational new drug，IND）中，这也是国内 CAR-T 首个入组患者的 IND。面对充满未知、可能带来严重副作用的 CAR-T 疗法，她选择迎难而上："如果没有用尽百分百的力气，就轻言放弃，我是没有办法给自己一个交代的。"同时，她也衷心感谢医院和那个医药公司为自己带来了新生的希望："我像一艘在大海里夜航的船，而他们就像指路的灯塔，引导我少走弯路，找到正确的方向。"

一艘几乎要沉没的船，似乎又有了继续航行的希望。

CAR-T 驱散了肿瘤复发的噩梦

迈入新的治疗阶段，秦阿姨首先因为经济压力的减轻而长舒了一口气，院方在 CAR-T 临床试验阶段为受测志愿者免除了一切费用，包括治疗费、医药费，甚至饭费，她只需要承担照顾自己的护工费。

早在受邀加入 CAR-T 临床试验之前，秦阿姨就被医生告知，因为需要对患者自身 T 细胞进行重新"编辑"及"回输"，免疫系统常被过度激活而攻击机体，可能产生严重后果，包括细胞因子风暴以及神经毒性，但她根本顾不上考虑这些："反正我当时就一个想法，管它什么副作用不副作用，先过了眼前这一关，把命保住再说。"

最初，医生先为秦阿姨测量心率、血压，并检测血小板等指标，一切达标之后，开始采集 T 细胞。"医生告诉我，CAR-T 疗法就像打仗一样，我自己体内的 T 细胞'战斗力'不够，要先集中调出来，重新武装，再杀回体内消灭癌细胞，"秦阿姨说，"从 T 细胞采集到回输历经20 余天，过程很顺利，自己当时看着像盐水一样的液体缓缓输入体内，还不知道它会起到什么样的作用。"

她听病友说过，有人做完 CAR-T 疗法不到一星期就会发高烧，没想到自己这一次来得更迅猛。细胞回输的第二天，她就高烧39℃，病情危殆，赵主任特别重视，亲自打电话跟美国专家商讨处理意见，复核其各项指标，并且不分昼夜严密监测她的生命体征。仅仅四五天时间，她便退烧了，体感舒服了不少，她一再感谢医院及医药公司对自己的再生之恩："他们每个人都在为我忙碌，把我当成亲人一样，一分钟都不落地来帮我。"

当然，CAR-T疗法的副作用还不止发高烧这么简单。在治疗过程中，秦阿姨还经历过手足麻木、四肢颤抖等症状。身体最明显的变化是由于CAR-T导致的神经毒性，她出现了书写障碍，因此她每天要在白纸上写汉字、画五边形，作为评估毒副作用进展程度的手段。最初几天，秦阿姨的笔迹越来越潦草，有一次她发烧虚弱到快要撑不住了，她用尽力气在白纸上写下"我有点累"，字体小了很多，淡若无痕，极难辨认。

身体状况极差的那段日子，秦阿姨也曾无限伤感，因为其他病友说，有些患者做过CAR-T几个月后还是去世了，她不由得担心起家人的未来，万一自己不能被治好，年近花甲还在打工的老公怎么办？尚未工作的女儿又该怎么办？

幸运的是，时间证明CAR-T疗法对于秦阿姨来说是卓有成效的。她熬过了最艰难的阶段，病情慢慢得到了控制。每日书写、画画的功课日渐向好，曾经潦草、扭曲的字体也逐渐恢复正常。有一天，秦阿姨写的话被值班医生发到医院血液科微信工作群，上面写着"我感谢为我排优（忧）解难的医生"，文字上方还画着两个交错的五边形，图形并不美观，字体算不上工整，还有错别字，但是笔锋有力，字迹清晰，赵主任及其团队也结合其他指标判断，秦阿姨的病情已经大有好转，治愈希望大增。

40 多天过去了，秦阿姨身体各项指标逐一达标，肿瘤完全缓解，终于赶在 2019 年除夕这一天，辞旧迎新，成功出院。

虽然出院初期秦阿姨身体还有些虚弱，并伴有发烧，但后续的复查结果表明，经过 CAR-T 疗法的治疗，她体内的淋巴瘤终于被控制住了。第 28 天 PET-CT 评分为 2 分，3 个月后降到了 1 分，12 个月后报告显示"未见肿大淋巴结及放射性摄取"。也就是说，淋巴瘤这个宿敌终于被打败、逃之夭夭了。

"一直到现在我都好好的，"就在 2022 年的初夏，CR 状态已满 3 年的秦阿姨这样告诉我们，"如果说治疗前我给 CAR-T 画上的是个问号的话，现在，我给它画上的是句号，我终于不用再因为担忧复发而噩梦不断。"

创伤之后，学会做减法

人生遭遇巨变之后，我们应该如何接受与面对？

前日本国立癌症研究中心中央医院精神科医生清水研说："心理学关于创伤后成长的最新研究显示，遭遇巨变后，普通人大致会有以下5种变化：①感谢生命；②发现了观察世界的全新视角（探寻更多可能）；③与他人的关系发生了变化；④表现出生而为人的坚强；⑤精神状态有了改变。"

虽然并非所有人都会有以上这些改变，但是具体到个人，就会发现他们的改变基本都是如此。秦阿姨就是这样。

从被迫下岗到患病之前这段日子，秦阿姨除了外出打零工，剩下的时间只要在家，家务事必亲力亲为，将家里打扫得一尘不染，为老公、女儿准备好一日三餐，让他们不为闲事分心。她性格内向，不擅长交流，却凡事爱争强好胜，总觉得别人能做好的事情，自己也要做好。她说："看看人家怎么弄，我自己回家也要搞出来。我之前在纺织厂上班，动手能力很强。"

淋巴瘤前来"拜访"，让秦阿姨不得不放慢脚步安心治病，同时这也成为一个契机，使她思考并转变过往的生活方式，尝试改变自己与身边人的关系。"从前我身体健康，却一直活在被迫下岗丢掉铁饭碗的怨气里，"秦阿姨说，"这场疾病让自己学会了给生活做减法。生病让我的生活慢下来，甚至停下来的时候，我突然想明白生病的原因：是生命在提醒，我已经透支了自己的身体，需要停下来，需要休息。必须承认，我停下来，地球照常转，甚至还转得不错。我不再要求自己凡事都大包大揽，不再要求自己凡事要做到最好。我停下来了，会休息了。"

当然，为生活做减法的基础是有家人愿意分担。秦阿姨患上淋巴瘤之后，她的老公撑起了这个家，他挺起胸说："没钱我想办法，你就想着把病治好。"他一边要跑到市中心照看住院的爱人，一边又要兼顾在崇明岛的工作，每次治疗前都会把治疗费用准备出来，让秦阿姨在治疗时没有后顾之忧。以往一直是秦阿姨准备一日三餐，现在老公为了让她多休息，上班之前给她做好早餐，家务活儿也分了一部分给女儿，秦阿姨说："我不累了，对周边的要求也就少了，我反而感觉到家人跟我一起放松了下来。"

重获新生之后，秦阿姨也想把自己的经验分享给更多人。早在上海的医院治疗期间，她结识了一群特殊的义工朋友，他们都曾是淋巴瘤患者，重归生活之后，自发回到医院血液科做志愿者，用自己的抗癌经历帮助病友们树立信心。现在这支队伍已拥有了几十位志愿者，秦阿姨也正式加入了："我想尽自己的力量去帮助别人，把我们的经历告诉在院患者，让他们不要害怕，面对现实，终会战胜疾病的。"

秦阿姨想对那些心事较重的病友说，人要学会"爱自己"，要懂得放手，你自己好了，其他人才能更好。

10

坚持就是胜利

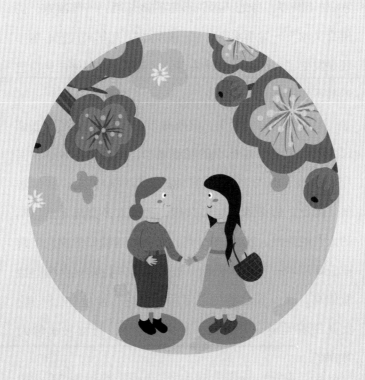

📽 被采访者：文武阿姨

74 岁的慢性淋巴细胞白血病患者

新药带来新希望，医保助力更好的生活

金钱给人的压力比疾病更沉重

"吃不起，吃不起"，当 74 岁的文武阿姨听说抗癌药物泽布替尼每月需要花费 2 万多元的时候，早年做会计、精于算账的她产生的第一个念头就是放弃治疗。时值 2020 年盛夏，身处某医院诊室的她却感到一阵凄寒，仿佛当头倾下一盆雪水来。那一刻她想，几年来最担心的事还是发生了，也许生命就快走到尽头了，而最终击倒自己的并不是疾病，而是金钱。

老人来自云南玉溪，这座城市有"聂耳故乡""云烟之乡"的美名，是标准的四线城市，但经济不发达，医疗条件也不够先进 —— 当地的三甲医院甚至没有血液科。因此，假如遇到疑难杂症，玉溪人多会选择到昆明的大医院医治。2016 年 7 月，患高血压数年的文武阿姨在玉溪当地一家医院体检，被医生告知血常规白细胞数值偏高，建议到昆明的三甲医院做进一步检查。于是，女儿带着她驱车 80 km，赴昆明就诊，最终被确诊为"慢淋"。

所谓"慢淋"，就是"慢性淋巴细胞白血病"（chronic lymphocytic leukemia，CLL）、"小淋巴细胞淋巴瘤"（small lymphocytic lymphoma，SLL）的简称。它们

实际上是同一种疾病，往往同时发生，只是影响的主要组织器官不同，前者主要以白血病形式表现，而后者主要以肿块形式表现。在普通人看来，所有疾病都应早发现早治疗，更何况是白血病，但血液内科专家会告诉你，"慢淋"是个例外 —— 它虽然听起来可怕，但是发展缓慢、恶性程度偏低，其危险程度甚至低于高血压、糖尿病这种慢性病，多数患者往往无明显症状，长期与疾病共存，不影响正常生活，因此早期只要定期检查，观察随访即可，可能一开始并不需要治疗。

昆明这家医院血液内科的主任也是这样说的。他告诉文武阿姨，对于"慢淋"这种惰性疾病，不必过分担心，要包容指标的异常，但也要在医生指导下监测病情进展，一旦出现新情况，再来进行处理。

于是以2016年夏天为起点，文武阿姨怀着忐忑的心情开始了带病生存。除了定期去医院观察复查，她的生活没有太大变化，还是与往日一样，每天忙家务，闲时和老伴逛公园，偶尔还帮女儿带带孩子，就这样看着玉溪的蓝花楹开过了3次，女儿家的孩子也从小学升到了初中。

但变化悄然发生，2019年7月，还是在夏天，文武阿姨开始频繁流鼻血，怎么也止不住，有两次甚至叫来了救护车，到医院急救方才治好。这时她和家人意识到，会不会是"慢淋"开始显现症状了？于是他们再一次奔赴昆明就医，经医生确认是"慢淋"发作，需要开始接受治疗了。

从当年8月起，文武阿姨先是连吃了3个月的苯丁酸氮芥片、泼尼松片，然而病情不仅未见好转，还出现了体虚、多汗的症状，有时候睡醒一觉，发现枕头毛巾都湿了。于是，医生决定加大治疗力度，采用化疗。这时家庭内部产生了分歧。文武阿姨的小女儿刘女士告诉我们，她家兄妹三人，她和大哥留在玉溪，一边工作一边照顾老人；二哥一直在昆明工作，有一次他到昆明某医院做慢性疾病治疗，手术后疼痛了几个月。因此，面对化疗这种需要长期治疗且副作用极大的治疗方法，子女们希望母亲不要冒险，还是保守治疗为妙。见到文武阿姨一家人犹豫不决，医院血液内科的李主任及其团队劝他们放心，这次采用的是"小化疗"，也就是局部化疗，通过向胸腔或腹腔注入化疗药物，增加腔内化疗药物的浓度，相对于全身化疗，副作用更小。经过医生的解释，全家人最终同意了这个方案，文武阿姨从2019年12月开始采用长春瑞滨注射液结合环磷酰胺进行局部化疗，每个疗程3~5天，持续了4个疗程。

局部化疗还是有副作用的，文武阿姨用药后经常头晕、恶心、食欲不振，且伴有脱发，加之她向来就害怕打针，所以女儿在 2022 年 2 月向主治医生反映情况，希望再调整一下治疗方法。这次李主任推荐了靶向药 —— 第一代布鲁顿酪氨酸激酶（Bruton's tyrosine kinase，BTK）抑制剂，每盒原价 1 万多元，医保可报销 60%。于是文武阿姨中断了化疗，开始服用靶向药，服药 3 个多月后，她身上起了红疹，医生判断这是由过敏引发的药疹，让她马上停药，并且建议让她改用刚刚上市不久的、中国第一个自主研发并拥有自主知识产权的抗肿瘤创新靶向药 —— 泽布替尼。

然而，当医生说出价格，全家人都陷入了沉默。2020 年 6 月，每盒原价 1 万多元，每个月用 2 盒，药费就是 2 万多元，而且该药尚未纳入医保，患者需要全部自费。"药价太高了，一年就要 20 多万，"文武阿姨的女儿刘女士说，"家里三兄妹都是普通上班族，这笔费用对全家来讲是巨大的负担，但是为了让母亲活下去，儿女们都想全力一搏，大不了把房子卖掉，把存款花光。"

作为患者，文武阿姨并不想给儿女增添太大的经济负担。这么一大笔钱，去找亲戚朋友拆借？那也总要归还的，而且药费总价未知，也许是个无底洞，会让儿女后半生背上沉重的债务。去找公益筹款平台做众筹？

一些筹款平台的工作人员的确也来病房问过，需不需要帮助，可是老人并不想麻烦他们，她觉得自己这么大岁数了，要是真治不好就算了。如果岁数小，生命道路还很长……

那段时间，文武阿姨不止一次在家人和医生面前提起"吃不起""不治了"这样的话，思想略显悲观。要知道，之前她一直保持着积极的态度、充沛的精力。女儿刘女士说，母亲第三次住院化疗时，同病房的病友都愿意卧床静养，唯独她表现活跃，晚上睡不着的时候总想把针头拔掉下床散步；邻床有个年龄比母亲还小一些的阿姨觉得看不到治愈希望，想放弃治疗，她还主动给人家做思想工作，劝对方千万要听医生的话，坚持下去。认识她的医生和病友们都说，从来没见过这么乐观、阳光的老人。可是，药费像一座沉重的大山，压得这位曾经乐观的老人再没有之前的精气神，变得暮气沉沉。为减轻儿女的压力，她有时候恨不得这一切早点结束。

新药带来新希望

文武阿姨一家的遭遇，在肿瘤患者群体中极具代表性，靶向药物的治疗效果虽好，但每年动辄背负十几万元甚至几十万元的药债，这样的"财务毒性"的确让无数普通家庭望而却步。很多患者因吃抗癌药花光了积蓄，卖掉了房子，最后只能无奈放弃治疗，甚至有人忍受不了身体和精神上的痛苦而自我了断……

幸运的是，就在文武阿姨一家人犹豫不决、对成功治愈"慢淋"越来越不抱希望的时候，医生又一次坚定了他们的信心。他说，老人患上的"慢淋"是肿瘤里相对温和的一种疾病，5 年生存率更高，且目前的病情尚未发展到终末期，治愈希望很大；根据三期临床试验数据结果显示，泽布替尼疗效很好，虽然目前售价不菲，但是有望在不久后纳入医保，而且药商有赠药方案，所以千万不要因为钱的问题而轻易放弃家人的生命，以免留下遗憾。

"我们有过放弃的想法，但是最终在医生的坚持下没有放弃，"文武阿姨的女儿刘女士说，"最后一家人达成共识，只要财力还允许，就竭尽全力买药治病，我们非常感谢医生。虽然家人得病是很不幸的，但是能遇见这么负责任的医生是我们的大幸。"

2020 年 7 月，在家人的倾力支持下，文武阿姨开始服用泽布替尼。确实如医生所说，疗效明显，血常规指标白细胞指数降到了 70×10^9/L 以下，且副作用很小。此外，还有赠药方案，这样一来稍稍缓解了全家人的经济压力。

见到母亲服药后效果显著，文武阿姨一家人对于泽布替尼的药效有了一定的了解，加之查阅资料及医生讲解，对于其药理也有了更加全面、理性地认识。他们了解到，泽布替尼是一款本土研发的新型强效 BTK 抑制剂，经过对分子结构的优化，能对 BTK 靶点形成完全、持久的精准抑制，在临床试验中，泽布替尼的有效率高达 84%。泽布替尼的不良事件发生率也相对较低，带来了较好的耐受性和很低的停药率，也间接地提高了缓解率。了解越多，恐惧越少，一家人对于泽布替尼的药效与病情的控制越来越有信心了。

更令全家舒心的是，随着时间推移，泽布替尼的售价果然如医生所料，价格逐渐走低。那是文武阿姨自费服药 10 个月后，全家人正思考再吃下去要不要卖房子时，好消息传来 —— 泽布替尼于 2021 年 3 月 1 日降价 44%，进入国家医保谈判（由国家集中组织谈判确定的药品，药价大幅度降低，且纳入门诊用药报销范围），市价降至每盒 6000 多元，如果符合泽布替尼的医保适应证，还可以按照 70% 的比例报销。2022 年元旦，泽布替尼二次降价 14%，成为同类 BTK 抑制剂中治疗费用最低的药物。从此，老人家每月的药费降到了 3000 元以内，全家再也不用为钱发愁了。

服药后的两年，文武阿姨健康状况基本恢复如初。2022 年初夏，也就是我们采访她和她女儿的时候，老人刚刚做完每月一次的常规检查，白细胞数值降到了 17.9×10^9/L，肝功能、肾功能也都很正常，当天中午还吃了炖排骨、海带和胡萝卜，胃口极佳。用老人家自己的话说："没有什么问题，一切控制得很好。"

重拾美好生活

文武阿姨的肿瘤缓解之后，一家人的生活也悄然发生着改变。全家人更在意老人的身体状况了，女儿加了医生微信，随时汇报病情进展，每当母亲有个头疼脑热，便带她去医院检查；家庭饮食更注意营养均衡了，每天都会订牛奶，食材一定保证新鲜，做菜讲究荤素搭配；家人团聚的机会多了，二哥从昆明搬回玉溪，有大把时间陪伴双亲，3 个儿女常来父母堂前尽孝，轮流煮饭；文武阿姨也恢复了往日神采，和老伴一起散步、逛公园，每天步行 5000 步以上，周末女儿还会开车载着一家人去城市周边的农家乐，欣赏大自然的诗情画意。

在老人眼中，玉溪的四季似乎比以前更美了，春天桃花、梨花、油菜花、玉兰花次第开放；夏天聂耳东路的蓝花楹绽放得如梦似幻；秋天最惹眼的是宛若粉色海洋的粉黛乱子草，艳丽而壮阔的声势不亚于普罗旺斯、富良野的薰衣草海洋；冬天则是斑斓而温暖的，粉红色的冬樱、金黄色的银杏、橘红色的水杉、丹霞色的枫叶把人间点缀得生机盎然，让人流连忘返。女儿发现，母亲比生病之前更爱拍照了，仿佛要把世间的所有美好都留存下来。

母亲与疾病搏斗一番之后身体无虞，儿女深感欣慰，也从中体会到生命之可贵，以及生而为人的坚韧。回头想想也后怕，假如当初真的放弃，那该多遗憾，多懊悔。这时候才明白中国人常说的那句话："父母在，人生尚有来处。父母去，人生只剩归途。"人应该懂得珍惜父母健康的日子，留住自己和这个世界之间尚存在着的羁绊。文武阿姨的儿女很庆幸，全家尽心竭力为母亲治病，让那道"帘子"没有被雨打风吹去，让这个家还保留着舒适的温度。

对于中国人来说，父母生一场大病会给孩子带来莫大的压力，这种压力既关乎经济，又关乎道德。当父母确诊了肿瘤，并且需要长期服用昂贵的抗肿瘤药物时，儿女会承担巨大的经济压力，有时候甚至可能得不偿失，因为部分终末期患者即便用上昂贵的药物也只能维持几个月的寿命，还会由于副作用产生更大的痛苦，生不如死。但是，假如儿女顾忌医疗花销而放任父母因病去世，那又会落得个"不孝"的名声，背负上沉重的道德压力。这些压力，往往使中国式家庭面对大病时难以做出兼顾情感与理智的决定。当父母生了大病，子女如何才能在获得最佳治疗效果的同时不被医药费压垮？

首先，要遵医嘱。父母的病情到了哪个阶段、该实施何种程度的治疗，需认真听取主治医生的意见，必要时还得多咨询几位专科医生，寻求"第二诊疗意见"，因为只有专业医生才掌握海量统计数据，有能力做出准确判断。倘若患者经研判已进入终末期、当真医药罔效，那也不必过度治疗，不如采取姑息疗法，缓解症状、减轻痛苦，让其有尊严地离去；倘若患者还有较大治愈希望，那就该努力医治，通过有效的药物使其获得更长时间的高质量生存期。

其次，要通过各种手段节约医疗成本。毕竟谁家都不希望"因病致贫""因病返贫"。不过，患者及家属也不必担心，近年来国家高度重视抗肿瘤药物的保障情况，一方面加大力度研制本土原研药，让患者有药可用；另一方面为减轻患者用药负担，医保部门近年通过谈判将更多临床急需、价格较高的创新药降价纳入医保目录，让患者用得起药。以文武阿姨使用的泽布替尼为例，它是我国史上首个在美国获批的本土研发抗肿瘤新药，成功进入 NCCN 指南，实现了本土新药出海"零的突破"；并且，其上市不到一年就被纳入国家医保，让普通家庭也吃得起。此外，还有"慈善赠药"方案，一些尚在临床试验阶段的药物还会招募患者免费使用，这些方法都可以帮助患者减轻经济压力，获得较好的治疗效果。像这样用到"便宜药"的信息，可以从医生、病友，以及社交媒体处了解。

我们相信，文武阿姨的故事并非个例，今后会有更多病友用得上、用得起优秀的中国原研药，恢复健康，重拾美好生活。

11

人生走入低谷，
每一步都是新生

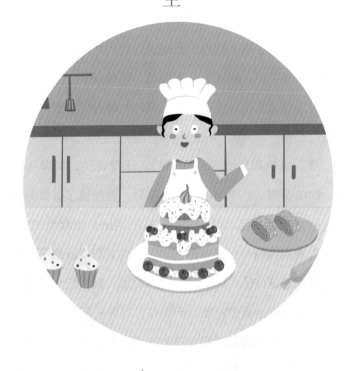

📽 被采访者：伯基特女孩

▶▶▶

孕期确诊伯基特淋巴瘤，先引产再化疗
CVAD 疗法 A、B 方案交替治疗，目前 CR 11 年

至暗时刻

刚住进北京医院病房时，她觉得有点奇怪，这里的病友怎么都剃着光头呢？整理好一切，在床上躺下，她拿起护士方才搁在床头柜上的一张体检表，上面有她的姓名、科室、床号，最显眼的地方赫然写着"非霍奇金淋巴瘤""伯基特"。她从来没有听过这种病，身边也没有人得过，赶忙用手机上网查，专家说这是一种高度恶性的淋巴瘤，非常罕见，临床治愈率极低。她有点蒙，难道自己得的不是普通的扁桃体炎，而是癌症？可为什么家人一直瞒着自己呢？

拿上体检单，她冲进洗手间，低垂着头，扶着洗手池，饮泣吞声，几欲虚脱。几分钟后，她拨通了闺蜜的电话，向其倾诉，自己得了严重癌症的遭遇，更难受的是，还一直被亲人瞒着。闺蜜也在电话那头哭起来，想不到好友竟然遭逢这样的人间疾苦，她家境那么好，嫁得又那么好，是朋友们羡慕的对象，而现在，好像一切要归零了。

我们姑且叫她伯基特女孩吧。人生前二十几年，这位滨海姑娘过得岁月静好，她在法院工作得很稳定，家境也殷实，还谈了一个家世好的对象，从工作到生活，全都称心如意。现在回想起来，她却坦言，这段看起来门当户对的婚姻，却让她陷进精神的内耗中，导致疾病找上门。她说："他很强势，总觉得自己是对的，凡事不懂得让人。我们俩性格不太合，总是吵架，没有很好地沟通并化解矛盾，而是一点一点的积累起来，我的情绪也一直在压抑着。"很长一段时间里，她都会因为争吵而生气、郁闷，即便孕期也不例外，直到生病。

2013年9月，她感觉自己咽部肿痛，到当地一家医院就医，院方按照普通的扁桃体发炎处理，给她用了各种消炎药，却久久不见效。按照医生的意见，可以做个扁桃体切除的小手术，但是那时迫近大婚之日，她决定办过婚礼度过蜜月再做手术。然而造化弄人，当她结束蜜月之旅准备做手术时，却发现自己怀孕了，医生说手术可以等生完宝宝再做。于是，她怀着身孕，在家调养，完全沉浸在将为人母的喜悦之中。

转年春天，病情突然急转直下。大年初一，她没有感冒，却骤然高烧达39℃。4月初的一天，她感觉扁桃体仿佛一夜之间肿大了几圈。又过了一个月，"五一"劳动节的当天晚上，她被扁桃体肿痛折磨得整夜未眠，次日急忙就诊并做了活检，但还检测不出分型。不得已，家人把病理结果送到北京，请病理学专家会诊。从那时开始，她带着七八个月的身孕进京治疗，住进了北京的医院。

"那是人生中最黑暗的一段日子，"她说，"部分源于病魔，部分源于婆家，尤其是丈夫的冷漠。"在当地治疗时，她还能见到丈夫来病房探望，而赴京之后，丈夫选择了冷处理，既不开口提离婚，也不来照顾她。更伤心的是，住进北京医院之前，她已经被确诊为伯基特淋巴瘤二期，理应立即化疗，可是婆家人为了保住孩子，一直拦着医生不让她知道，直到她自己发现那张体检表。

无法维系的感情终需散场，患病的身体终需医治。她先到产科做了引产，稍作恢复再到淋巴瘤科进行化疗。化疗的痛苦无须赘述，但在她看来，相比于身体上的痛苦，精神上的痛苦更让人难以忍受。就在化疗期间，婆家人给了她一次暴击，他们认为这个病永远也好不了，所以闯到医院抱走刚引产的孩子，却完全不顾她的死活。以她的脾气，本该和对方理论，可是她当时的身体状态差到极点，根本无能为力，这段婚姻也彻底画上了句号。

淋巴瘤对她的考验还没有休止。父亲因为女儿的重病及婚变痛彻心扉，精神接近崩溃，患上了抑郁症，严重到开车时脚不听使唤，踩不了刹车。就这样，女儿在北京治疗伯基特淋巴瘤，父亲在本地治疗抑郁症，幸好父亲生意成功攒下了丰厚的家底，才没有让家垮掉。

"我得坚强，因为我还有父母。"她说。健康、婚姻接

二连三遭受打击，她却愈挫愈勇，直面危机。这股力量，
既包含着拳拳儿女之心，又包含着东山再起之志，如她所
说："顶着我往前走的，是前夫对我的态度，我觉得自己
必须活过来，而且活得比以前更好。"

　　她相信一句话："当人生走入低谷，每走一步都是
新生。"

🖋 我不知道未来如何，但我期待着

　　伯基特女孩心无旁骛开始治疗的时候，病情已经十万
火急了。肿瘤就长在喉部，甚至张大嘴巴就可以看到它，
这个位置正处咽喉要路，不仅进食、说话功能受阻，更危
险的是，由于肿瘤离头部很近，任由它发展下去有可能转
到颅内，那样就无力回天了。就在北京最炎热难耐的时
节，她在医院附近租了一套房子，安顿下来，一边化疗，
一边休养，度过了一个溽热且漫长的夏天。

　　医生考虑到她刚生完孩子，又没有坐月子，身体很
虚，不适宜强度太大的化疗，所以第一个疗程选择了多用
于治疗弥漫大 B 淋巴瘤的经典方案：R-CHOP。她对药
物很敏感，利妥昔单抗注射液打下去效果显著，扁桃体

明显缩小，不再疼痛，饮食吞咽也正常了。从第二个疗程开始，医生改用了治疗伯基特淋巴瘤的常用方案 —— R-Hyper CVAD 疗法，先用了 A 方案，1 个疗程过去，PET-CT 显示肿瘤已经完全缓解。结果喜人，她很受鼓舞，对于后续治疗充满信心。

由此可见，患癌症并不等于被判死刑，这也是很多病友的切身体会。治疗期间，伯基特女孩了解到淋巴瘤病友交流平台 ——"淋巴瘤之家"，也认识了平台的创始人洪飞。就在第二个疗程结束的时候，洪飞和几位同事来医院看望她，那场景她至今记忆犹新："我记得，洪飞知道我第二个疗程就 CR 了，和我说，这个病一点问题都没有，你就放心吧。这些话当时对我鼓励很大。"

化疗确实有效，但副作用也很强烈。从开始化疗，失眠就始终伴随着她，不得不靠安眠药助眠，再加上长期进食困难，她的身材极度消瘦，身高超过一米七，体重却仅有八九十斤，状态很差。自从她到北京治病，母亲和姨妈就轮番赶来照顾她。姨妈总是夸她坚强，从没见她喊过一次疼，从没见她抱怨过困难，从没见她怀疑过人生。"我觉得生死有命，要勇敢地去面对这一切，"她语气很平静地说道，"人生总是起起伏伏的，最好的时候不必太得意，最坏的时候也不要太灰心。还是要情绪稳定，把自己的身体照顾好，等康复了，一切都是有可能的。"

用 CVAD 疗法的 A、B 方案交替治疗，到第七个疗程时，她感觉身体有点承受不住了。化疗期间，她的白细胞数降到很低，并且已经不能在空气下正常呼吸了，因为有一丁点病毒都会导致感染，于是她被安排住进了无菌舱。鉴于她身体不耐受的情况，医生决定不做第八个疗程的化疗，只用利妥昔单抗注射液巩固，每个月打 1 次。

至 2014 年年底，她完成了所有治疗，拔掉了 PICC 管，回家静养。不过，身体远没有达到最佳状态，她还不能回到工作岗位。从发病到化疗结束，总共一年半时间，领导时常会问她何时上班，她又不好意思长期请病假，干脆办理了离职，安心调理。

康复期前 2 年，肿瘤对身体的影响及化疗的不良反应余波仍在继续。她身体很虚弱，晚上睡觉要盖好几床被子，夏天不敢待在空调房里，进去就感冒；体力总不够用，下楼买菜回来都会出一身虚汗；失眠问题也未见好转，经常整宿不得成眠，不得不靠吃安眠药入睡。为了增强免疫力，防止肿瘤复发，她尝试过各种方法，去打了卡介苗、免疫球蛋白，平时也注意食补，加强营养，借着家乡得天独厚的优势，常吃海鲜，尤其是海参。尽管大病初愈，但是她仍然在用力生活；尽管生命中充满挫折，但是她从未失去信心。结束化疗之后，趁头发还没长出来之前，她去影楼拍了一套写真。在她看来，对一个爱美的女孩而言，光头并不代表见不得人，这个造型是一段人生经历的见证。

在家休养的这段时间，她有了更多的时间去做一些有意义的事。她自告奋勇担任了"淋巴瘤之家"地区病友会的会长，为几十位病友服务，组织活动，交流病情，普及知识。与大家交流分享的过程中，她发现自己越来越有劲，最明显的变化是，夏天再也不怕吹空调了，去户外运动回来，少了疲惫，多了轻松。

伯基特女孩的信心恢复，表达、分享欲望也在增强。状态好转不久，她在"淋巴瘤之家"论坛上写了一个长帖，回顾治疗经历，鼓励新来的病友，其中写道："人生已经这样了，我想没法再糟糕了吧，那就勇敢往前走，开心一天就是我赚到了。我不停地告诉自己，经历别人没经历的痛苦，一定能成为别人成为不了的人。有一天你将破茧而出，成长得比人们期待的还要美丽，但这个过程会很痛，会很辛苦，有时候还会觉得灰心，面对汹涌而来的现实世界，觉得自己渺小无力，但这也是生命的一部分，做好现在你能做的，然后，一切都会好的。"

那个帖子的标题叫："我不知道未来如何，但我期待着。"

我已新生

未来，果然没有辜负伯基特女孩的期待。

结束化疗超过 8 年，倘若不是她看到洪飞的朋友圈，偶尔浏览"淋巴瘤之家"论坛，她在大部分时间里都不会主动去想自己得过淋巴瘤。能达成这样轻松的心态，一方面是因为预后良好，经过几年调理，她慢慢回归正常状态；另一方面是因为她专注于自己的事业，没有多少精力分心。

她正在经营的是一项甜蜜的事业 —— 蛋糕店。这本是一次无心插柳之举，而在做事业的过程中，让她对那句耳熟能详的名言体会更深："上帝给你关上一道门，同时给你打开一扇窗。"

在家休养期间，为了满足口腹之欲，她买了一个烤箱。最初只想烤红薯，渐渐发现这样太浪费，不如再烤点面包和蛋糕，从此上网自学各个品类，竟然无师自通，技艺日渐精进。妹妹很喜欢她做的甜点，建议她发朋友圈卖掉一些，亲戚朋友们也很捧场，不仅购买产品，还帮忙推广。这份事业就这样一点一点做大，从自己在家里做，到创办工作室雇佣店员，再到现在拥有一个 300 多平方米的门店，创立自己的品牌，在本地广受欢迎。

　　店员们都佩服她的创业精神和开拓能力，却不知道，几年前她曾经得过淋巴瘤，命悬一线。"我觉得作为一个患者能挺过来，并且能创业成功，把事业做得还可以，对自己来说，还算是对得起曾经的那段痛苦的时光，"她说，"经历过一场重病然后痊愈，自己感谢生命的恩赐，也对生活有了更加平和的心态。不追求生意兴隆，只求能提供稳定的收入，足够维持舒适但不必奢侈的生活就好，等事业再稳定一些，我要把婚结了，再生个小宝宝。"是的，她现在找到那个爱她、懂她、珍惜她的人了。

　　生活重新回到正轨，来之不易。在这个失而复得的过程中，她也在反思，对于自己这样一个没有不良生活习惯的人来说，这场大病到底是怎么得的？是不是自己的脾气太烈？凡事是不是不要钻牛角尖，应该随和、从容一些？

　　她爱事业，更爱惜大难不死的自己，希望把生活过得张弛有度，有滋有味，干点自己喜欢的事。所以忙碌一段时间后，她会放松下来，给自己一个假期，或去盘锦稻田品尝河蟹，或去莫干山体验山间小筑，或去毛里求斯观赏绝美珊瑚，或去斯米兰岛享受碧海蓝天，扩展生命的宽度。

　　走遍那么多地方，留尼汪给她的印象尤为深刻。这座小岛在南半球，遗世独立，夹在毛里求斯和马达加斯加之间，被称作"印度洋上最后一个探险家乐园"。留尼汪（La Réunion）在法语里的意思是"团聚"，此地人迹罕至，却美得多元，集火山、海岛、冰斗、小镇、花园于一体。对她来说，留尼汪给她印象最深刻的是火山。这座岛屿本身由火山作用形成，最著名的富尔奈斯火山是活火山，每次喷发岩浆都会沿着山坡一路俯冲，流向印度洋，最终在海里冷却成为新的土地，使留尼汪岛的面积扩大了几十万平方米。当地人说，维苏威火山覆灭了古罗马的庞贝古城，而富尔奈斯火山却让留尼汪愈发宽广。

她忘不了火山喷发后的遗迹，特别是那些在别处见不到的植物。一般来说，活火山口不会有植物生长，因为土壤温度太高，种子不易发芽，但是仍然有部分植物能顽强地生存下来。她没有俯瞰过富尔奈斯火山口，只远远望见火山山脚下的花花草草茁壮地成长着。火山灰内含丰富的矿物质，使那些幸存下来的植物更饱满，更有生命力，把这股精气神漫天漫地扩散开去，让整座岛屿到处都有植物宝藏。她不知道火山附近生长的那些陌生植物叫什么名字，也不知道它们历过几世几劫，只知道能在如此严酷环境中活下来的，皆非凡品。

她忘不了留尼汪，因为在那里，她见证过生命的坚韧与丰饶。

12

感恩淋巴瘤，
让我越活越精彩

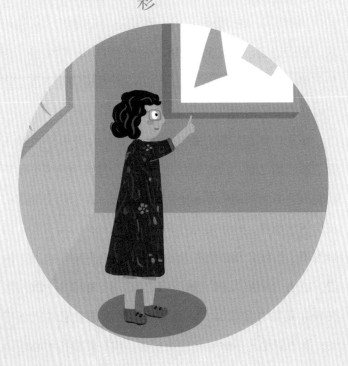

被采访者：袁淑华

▸▸▸

淋巴瘤康复 20 多年
牙科医生的抗癌之旅

🖋 疾病促使你探究生命的无限可能

"我是康复22年的袁阿姨"。

这是袁淑华最熟稔的句式。近些年，无论是线下活动还是网络发言，她常用类似句式做开场白，唯有康复的年数随岁月变迁而增长。这个看似平常而又直截了当的句子，也展现了她的身份认同，她知道自己是谁、从何而来，更知道自己要往何处去 —— 曾经的淋巴瘤患者，历经病痛折磨而最终浴火重生，她要把战胜疾病的方法与信念传递给更多病友。

现在，袁淑华担任西安癌症康复协会理事，也担任着"淋巴瘤之家"西安病友会的会长，并管理着两个微信病友群，努力帮助病友走出疾病的阴霾。作为两个微信病友群的管理者，她会竭力为病友解答问题，倘若有些问题解答不了，就会反馈给相熟的医生，请他们解答之后再转告，或者介绍病友到"淋巴瘤之家"代为问诊。作为西安癌症康复协会成员，她经常随病房探访志愿者队伍行动，队伍里绝大多数是癌症康复者，也有乳腺科和心理科医生。大家深入一线病房，为新发病的病友送去问候和祝福。袁淑华说："实际上，我们进入病房，到了病友床边，就说我是癌症康复22年的病友，其他都不用说，就已经像是一轮小太阳在照耀着他们了。"

新冠疫情暴发前，袁淑华和志愿者们去病房探访病友的次数很多，不仅要去鼓励那些新病友，有时还要安慰那些终末期患者，助其完成未竟之愿。袁淑华说："这种任务，一般是我和病房探访志愿者队队长马姐去做。我们俩说过，像这种临终关怀的工作，尽量不让康复时间短的病友做，他们可能心理不太能承受，我们俩康复时间比较长，所以我们去。"袁淑华至今仍记得，西安有一位四十几岁的女病友，当时罹患乳腺癌，治疗后不幸转移复发，时日无多，其唯一的心愿是，临走之前让自己漂漂亮亮的，把心底对丈夫和生活的爱毫无保留地表达出来。得知这个愿望，袁淑华她们当即联系了团队里搞美容美发的志愿者，到病房为这位病友化妆、收拾发型。"我还给她买了一束鲜花，马姐给她买了一条大红色的羊绒围巾，她丈夫买了一条金项链，亲手为妻子戴上。她对着我们的镜头说了好多感恩的话。我们给她录制了短视频，她收到以后特别开心。过了没多久，她就无憾走了。"袁淑华说。每每想起这段往事，袁淑华还是会难过，同时也为志愿者团队为她完成心愿而欣慰。

对那些罹患癌症的患者来说，综合康复尤为重要。袁淑华所在的西安癌症康复协会就以此为目标，主办各类科普讲座，开展各种活动，帮助患者调整心理状态、提高生活质量，以达成良好的治疗效果。例如，协会组建了模特队，邀请专业的病友志愿者免费带领大家训练，这让病友们更有自信了。"拿我自己来说，以前我身材还可以，但是没有现在这么挺拔。"袁淑华说。模特训练确实使病友受益，而当病友们穿上那些漂亮的服装在舞台绚丽的灯光下展示时尚、健康的体态，都觉得这是实现了自己的梦想，大家认为，假如不是因患癌而有缘加入团队，就不可能有圆梦的机会。

正是这样一次次尝试、一点点突破，袁淑华以及诸位病友们了解到生命的无限可能性，对自己不再设限，只要有想做的事，就去尝试，就去实现。66 岁那年的中秋节，她参加了协会组织的一次志愿者拓展活动，人生第一次体验了攀岩。开始，她并不知道攀爬技巧，不知道自己纤细的四肢能否支撑得住，尽管有太多的不确定，但她唯一确定的是，自己要在此刻乃至生命余下的所有时间里，尽情体验那些不曾体验过的挑战，让人生变得美好而辽阔。那一天，西岳华山在远处遥望见证，袁淑华是所有攀岩者中年龄最大，但最终结果是，她登临终点时，很多年轻人还远远落在后面。岁月不改少年心，虽然年岁渐长，袁淑华却觉得当下的自己好像越活越年轻，越来越有获取快乐的能力，这种能力在自己中年以前是不曾习得的，也是不敢想象的。

促成她获得这种能力的机缘，正是淋巴瘤。

人生重启的开端

袁淑华生长于一个革命家庭，其父早年转战各地组织党的地下工作，新中国成立后做了军工战线的高级领导干部，为祖国的解放和建设事业贡献了毕生精力。他的这份大爱也潜移默化地影响到了子女们，袁淑华回忆道："他没有给我们留下什么物质财富，但是他那种高尚的品格，从小在我心中就播撒下来了一颗红色的种子。"

受父亲影响，袁淑华自小养成了甘于奉献的品格。她前半段的人生按部就班地做起了孝顺的女儿、贤淑的妻子、慈祥的妈妈、称职的口腔科医生。她视工作为使命，兢兢业业；她爱家人胜过爱自己，在优先级上，总是把自己排在妈妈、公公、女儿、老伴、兄弟姐妹之后。她总是牺牲自己，让自己活得很辛苦，以致体质瘦弱，身高 1.64 m 的她却只有区区 87 斤，被戏称为单位里的"麻秆队长"。袁淑华后来反思，自己年轻时不够重视身体健康，淋巴瘤找上她，也有她体质弱的原因。

袁淑华还是一位称职的口腔科医生，视工作为使命，兢兢业业。47岁那年，袁淑华身上的担子更重了。她所在的医院开始分房子，领导知道她为人正派、公正，便请她担任分房小组组长。她不负众望，将住房安排得妥妥帖帖，让领导和同事都心服口服。与此同时，袁淑华的老伴因为强直性脊柱炎发作需要住院做手术，就这样，她白天忙着分房工作，晚上还要去医院照顾老伴，那段日子她感到身心俱疲。待到老伴逐渐康复的时候，袁淑华却生病了。

2000年3月23日，袁淑华在右侧颌下摸到了一个黄豆大小的淋巴结，随即到医院就诊，医生说不必在意，这只是普通的淋巴结炎。过了一段时间，袁淑华又摸到了第二个淋巴结，作为医生的直觉让她觉得这并不是简单的淋巴结炎，她立即去医院挂了专家号，做了活检。等待结果的几天，她又在锁骨三角区摸到了多个淋巴结，且有融合现象，心知情况不妙。7月11日，病理科的专家出具了检验结果，她患上的是弥漫大B细胞淋巴瘤，高度恶性。

早在病理报告出来以前，袁淑华已经清楚自己得的是淋巴瘤。从摸到第一个淋巴结至做活检的这段日子，她查阅了很多参考书，《实用内科学》的淋巴瘤那一章已经烂熟于心，"我自己对号入座，心里也很明白了，"袁淑华说，"尽管自知厄运已然降临，但真正拿到病理报告这个'金标准'，感觉还是五味杂陈的。"确诊当天，老伴睡着了，而她彻夜无眠，泪水顺着眼角流下来，湿透了半边枕巾，直到此时她心里最担心的还不是自己，"因为我还有妈妈，到时候她会不会白发人送黑发人啊？女儿正在上高二，我能不能看到女儿上大学呀？想得最多的是，我老伴是强直性脊柱炎，我走了谁来照顾他呀？"那时候心里面还是没有想着自己。

袁淑华总是爱亲友胜过爱自己，其实亲友又何尝不爱她呢？生病固然不幸，然而在整个治疗过程中，周遭温情的关怀一直环绕着袁淑华，为她带来信心，为她卸去疲惫。得知她患上了肿瘤，单位的同事、领导以及各地的朋友都来探望，医院领导先借给她一万块钱去北京看病；在北京的哥嫂凌晨三四点拿着小马扎去北京的肿瘤医院给她排队挂专家号；10 次放疗以后，她的整个口腔都溃烂得没法吃饭了，姐妹们就轮流请假来北京，租住在医院附近的民房，给她买菜做饭。

随着疗程的增加，袁淑华身体遭受的痛苦也日益加重。医生制定的对策是，先采用 6 个疗程的 CHOP 方案，再结合 25 次放疗，这样一来，化疗加放疗的"组合拳"

威力强大得让她有些招架不住。"副作用挺大的，治疗期间我一直消瘦，而且胃不好，食量很小。每次化疗我都骨髓抑制严重，要打升高白细胞的针；还引起贫血，就得用红细胞悬液；打了阿霉素以后，心肌缺血，又得用果糖纠正；化疗期间转氨酶升高，又吃了一些护肝的药，"袁淑华说，"自己花在这些辅助药物上的钱比化疗花的钱还多，但这十分有必要，我咨询过心内科专家，人家就建议用果糖纠正心肌缺血，所以每次化疗完，我就连续静脉滴注 10 天果糖，这对于心肌的保护还是挺有效的。"后来她还不断提醒身边病友，一定要做好心肌保护。袁淑华说："我有一个朋友，她妹妹得了淋巴瘤，没有做这些保护措施，最后就是因为扩张性心肌病不幸去世。"

即使病痛难挨，经济压力又大，但是袁淑华从来没有失去过治愈淋巴瘤的信心。这一方面源于她对医生的高度信任；另一方面也源于亲人患癌后康复的成功案例 —— 她的哥哥 39 岁时曾罹患淋巴瘤，当时身体状况差到无法手术，最后在肿瘤医院做了 10 次放疗，结束放疗后开始喝中药调理，目前完全缓解几十年都没有复发。"我哥哥当年的状况给了我很大的信心，"袁淑华说，"尽管过程艰辛，那个年代利妥昔单抗注射液也没有进入中国，但好在自己对于药物敏感，没有产生耐药性，治疗很顺利。"经过 6 个疗程的化疗，25 次的放疗，她奇迹般地痊愈了。化疗和放疗杀死了体内的癌细胞和一部分健康细胞，仿佛让人体系统重新启动一样。从那一刻开始，旧我已死，新我已生，袁淑华也终于决定换一种活法。

生命是用来享受的

2001 年春天，康复不久，袁淑华回医院上班。领导照顾她，要她只上半天班，并且叮嘱负责财务的同事，给她发全额的工资和奖金。"这样上班，我心里过意不去。"袁淑华说。她每次都把当月发的奖金想方设法给同事花出去，或者请客，或者送个小礼物，因为大家帮自己分担了很多工作。过了两年，袁淑华实在不好意思这样被照顾，听说院里有个提前退休的政策，当即写了内退申请。领导见了劝她："干嘛那么认真，你就瞎胡混呗"，可她态度很坚决地说："您知道我分房都那么认真，这事我不能瞎胡混。"

虽说退了下来，但是袁淑华总觉得有一点不甘心。彼时，她的大学同学们纷纷升至科主任、主任医师，而她因为生了这场病，升到副高这个职级就原地踏步了，她总想发挥余热，再做点力所能及的事情。"况且，生病期间，家人、朋友对我的关爱，我没有什么办法来回报他们，只好用别的方式来传递一点爱，回馈社会。"袁淑华说。退休半年之后，她去西安癌症康复协会工作，坐班半天，但她干什么事都很认真，下午回到家里，还会毫不停歇地打电话跟病友沟通，"我老伴看我太辛苦了，说你这么干下去，前功尽弃旧病复发怎么办？"为了让老伴安心，她把这份工作辞掉，转而做起了义工。

2006年10月，袁淑华联系到西安市儿童福利院，希望每周做1天义工，为孩子们奉献一份爱心。从此，每周三清晨7点，她便早早出门，先乘坐702中巴车再换乘47路公交车来到西安市儿童福利院，在一整天的时间里陪孩子们唱歌跳舞、喂孩子们吃饭。此后10年，风雨无阻，她一直坚定地走着这条义工之路，唯一一次请假，是因为陪母亲做白内障手术。直到2016年，女儿生了孩子，她不得不去北京帮忙照看外孙，儿童福利院的义工生涯才画上句号。

有时候，坐在北京与西安之间往返的列车上，袁淑华会感慨时间就像这趟列车一样呼啸而过，全家人都被它改变了模样，幸运的是彼此熬过了隧道一般黑暗而漫长的至暗时刻，奔向了光明大道。犹记得自己生病之初，女儿还在上高中，每逢双休日，她就趴在病房的床头柜上陪妈妈化疗输液，而现在，曾经豆蔻年华的少女也已经为人妻为人母，一家三口也变成了一家五口。与岁月结伴而来的，是心境的豁然开朗。"没生病以前，我认为人生很漫长，享受的时间还多着呢，趁着年轻，好好学习，好好工作，好好照顾家人，那些好像就是我生命的全部。"袁淑华说。经过这一场大病，她慢慢想通了，特别是看着小外孙一天天长大，更会心生感慨，人生几十年，一家人整整齐齐在一起的时间能有多久，为别人付出是没错，但不该无度地牺牲自己，那样反倒让家人跟着担惊受怕，"要把我自己活好，这一家人才能好。"

袁淑华说："人生就是向死而生，重要的是活在当下，因为昨天已经成为历史，明天也许永远不会到来。"她说，她非常认同佩妮·萨托利提出的"活在当下"的生活态度，并且在人生的下半场逐步践行着，在点亮别人的同时也温暖着自己。这样一来，她的生命状态不再如生病以前那样由于在意别人的感受而拘谨着、紧绷着，而是经由满足自己的心灵需求来一点一点变得舒展、自由、无畏。

俗话说"心宽体胖"，袁淑华的心变宽了，体重也增长到 105 斤，再也不是 87 斤的"麻秆队长"了，身材匀称、挺拔，整个人看起来既优雅又有活力。

当然，在袁淑华的健康日益恢复的过程中，老伴也起到了关键作用，让她感到每天都被爱与幸福笼罩着，没有后顾之忧。她说，老伴特别有责任心，每天准备好三餐，进了家门就有美味佳肴摆在餐桌上，这不禁使她心中生出无限感动，当年他得强直性脊柱炎住院的时候，我付出了很多，所以他当时说，这辈子不行了，下辈子当牛做马我也要好好伺候你。后来等我得了淋巴瘤，我就说没有下辈子的事，这辈子你就这么伺候我吧。我老伴说到做到，一年365天，没有一天起床在我后面。其实，他那个强直性脊柱炎很严重，每天时时刻刻都被疼痛折磨，但是他特别坚强，疼得特别厉害的时候，他就吃点药。就是这样，他还坚持无微不至地照顾我，我也常常跟他开玩笑说，下辈子我还嫁给你。

有了老伴这个坚强后盾，袁淑华得以充分享受人间烟火。她不想让生命中的宝贵时间白白浪费，用她自己的话来说就是："保持可爱，尽量把普通生活过得有滋有味、精彩无悔。"

人生的下半场，袁淑华努力让自己的生活变得多姿多彩，也让随之而来的回忆变得甜蜜。她参加了合唱团、书画班、模特队，学习各种新技能，还先后两次作为"咱们的春晚"主持人站上了大舞台；加入"淋巴瘤之家"这个大家庭，先后参加了三期"幸福微改变生活营"，通过一次"21天养成好习惯"，让生活变得有规律，收获了满满的幸福感。在北京陪小外孙的时候，她会带着孩子一起捡树叶，一起用手机拍天上的行云、地上的蜗牛、叶子上的小水珠，尽享天伦之乐；一个人的时候，她要么去游泳，要么做瑜伽，天气好就去博物馆、美术馆看展览，天气不好便在家安心画水粉画、彩铅画……她女儿看着母亲丰富多彩的退休生活，不禁在朋友圈感叹道："母上绝对是一个被瑜伽、主持、模特、绘画、歌唱、医疗、公益、菜市场、带外孙耽误的摄影师哇……当我看到已年过花甲的妈妈仍在那么精彩地生活，我又有什么理由不对自己的未来充满期待呢？"

袁淑华用言行影响着身边的人，让他们对生活始终葆有热爱与希望。"我要感恩淋巴瘤，得病之后这22年，是我人生最精彩的22年，"她说，"是这个'敌人'让自己明白了一个至简至真的道理 —— 爱自己，爱生活，好好活着，生命是用来享受的！"

13

每天睁开眼，
就是幸福

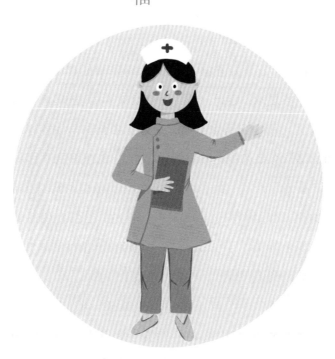

被采访者：阿依夏木

CR 20 多年的新疆护士阿姨

一种创新药带来了生的希望

呵护患者健康的人，病倒了

在常人眼中，"提灯女神"[1] 总是给世间带来健康和希望。她们走进过无数人的生活，在住院部的病床边，在急救室的手推床边，在医院的每条走廊、每个角落，用生命维持生命，用健康呵护健康。然而，在为患者照亮生命之路的同时，她们常常超负荷工作，牺牲睡眠，将自身健康置之度外，在不知不觉中成为"灯下黑"的高危人群。

阿依夏木，就是一位"提灯女神"，她的名字在新疆很常见，和电影《冰山上的来客》中女主角古兰丹姆的饰演者同名。在维吾尔语里，"阿依"的意思是"月亮"，而"夏木"通常指女子。退休之前，阿依夏木就职于新疆的医院，曾经照料过的患者数不胜数，怎料在生命的第四十五个年头，自己却遭遇了一场健康与精神的危机，从病床边来到了病床上，从护士变成了患者。

那是 2003 年，阿依夏木疲惫不堪的一年。这一年严重急性呼吸综合征 [（severe acute respiratory syndrome，SARS），即传染性非典型肺炎]（简称"非典"）肆虐，

---

[1] 提灯女神：弗洛伦斯·南丁格尔，世界上第一个女护士，在克里米亚战争中进行护理而闻名，每晚手执风灯巡视，被伤病员们亲切地称为"提灯女神"，后代指护士。

全院上下共同抗击疫情；待到疫情退去，全院又开始同心协力"创三甲"。所谓"创三甲"，就是尚未成为三级甲等（简称"三甲医院"）的医院努力达标的阶段，也是医院健全制度、优化流程、规范管理、提升服务的过程。"三甲医院的达标"条款有638项，每项条款都与科室有关，所以全院医护人员都得努力掌握新知识、新技能，不间断地加班学习，还需提交大量材料，大家通常会工作到凌晨。作为护理部副主任，阿依夏木管理着1000多名护士，在"创三甲"的几个月里，她几乎没有回家，没日没夜地和同事们计算着达标所需分数，哪些细节还能做得更好。与此同时，还要操心家事及儿子的学业，丈夫由于工作早出晚归与她交流很少，加之前一年乔迁新居后陡增的家庭经济压力，这位凡事力求完美的好护士、好妻子、好母亲，在层层重压之下，渐渐感觉身体有些支撑不住了。

2003年冬天，就在医院"创三甲"曙光初现之际，阿依夏木却病倒了。这场疾病起初的症状是不停歇的咳嗽，阿依夏木以为只是疲劳引起免疫力下降导致的，加之秋冬季节感冒引起的咳嗽很常见。但阿依夏木渐渐发现苗头不对，她开始持续出现心慌气短、呼吸困难，甚至痛得不能平卧，于是赶忙去本院检查。CT检查表明，她的胸腔里有积液，胃肠淋巴结出现葡萄状增大，其所在医院领导在得知情况后，立即安排她到呼吸科住院观察。不久，医生又为她做了PET-CT，结果显示其腋窝、腹股沟、脊柱两侧几乎重要淋巴结均有高代谢组织。经过活组织病理检查后，诊断为弥漫大B细胞淋巴瘤Ⅳ期，情况岌岌可危，医生告知其家属要有最坏的心理准备。

住进病房的前几天，阿依夏木尚不清楚具体病情，同事和家属还没有告诉她，但是她也一时接受不了这种从护理者到被护理者的角色转变而心情变得极差。"我在医院里是做护理工作的，从来没想过自己的身体会出问题。以前我给患者做心理护理的时候说得有条有理，但到自己生病时，却一下子就慌了"，阿依夏木感慨道。有整整一周时间，她不想见人，不想活动，不想吃饭，当初是走着进入病房的，可是几天过去，整个人像瘫痪了似的，萎靡不振，什么都做不了。好在单位迅速安排，让她马上转入血液科病房开始治疗。

就在阿依夏木入院的第七天，血液科主任、主治医生、护士一起来病房探望她，正式和她探讨了病情。在1个多小时的沟通中，主任把淋巴瘤的发病机制、治疗过程和预后详细讲了一遍，还引用了自己之前治疗过的成功案例，告诉她很多患者在做完造血干细胞移植后回归正常的生活完全没有问题。"我确实用心听了，但是等主任走了以后，我还是觉得脑子一片空白"阿依夏木说。虽然对淋巴瘤不太了解，不过成功案例听得多了，她渐渐有点醒悟：既然治愈率这么高，加之自己也在医院工作，是不是需要把心态调整一下，那就好好接受治疗呢！

医生护士们走后没多久，阿依夏木正躺在病床上，思忖着治疗中可能出现的情况，突然听到走廊里传来一阵老人的哭声，仔细一听是父亲的声音，她顿时心头一紧。接着，妹妹进到病房里面，阿依夏木连忙对她说："我好像听见了爸爸的哭声，你让他快进来吧。"接着父亲满面泪痕走进病房，父亲悲伤地说："孩子，你咋会受这些罪呀？我这么大年纪了，要是把这个病给我多好！"阿依夏木听罢特别难受，在这之前她没有把生病的事情告诉父亲，可想而知当老人得知她遭遇这样的噩运内心该有多么难受。不过，父亲的泪水反而坚定了阿依夏木的意志，从那一刻开始，她决定全力配合医生治疗淋巴瘤，不想再让家人为自己哭泣。

正如歌词中所写，"眼泪会使玉石更白，痛苦使人意志更坚"[1]。为了不辜负同事和家人的付出，阿依夏木转变心态，面对即将来临的考验她比往日更有信心。

---

[1] 歌词：来源于电影《冰山上的来客》插曲《冰山上的雪莲》。

月缺又月圆

入住血液科病房两个星期，阿依夏木的状态大为改善。尽管化疗会使人缺乏食欲，但她总是努力吃饭，补充营养，这样才有对抗病魔的底气。医院领导很关心她，组织各科室的同事捐款，护理部特别安排2名护士，在白天、晚上轮流陪护。

血液科医生针对阿依夏木的病情，结合淋巴瘤的前沿研究，给阿依夏木制定了R-CHOP（即利妥昔单抗、环磷酰胺、多柔比星、长春新碱、泼尼松龙联合用药）治疗方案。

阿依夏木记得，在化疗进行到第四个疗程的时候，就是否使用利妥昔单抗注射液征求她和她家人的意见，虽然利妥昔单抗注射液的治疗效果不错，但是它在我国刚刚上市，在新疆还从来没有人用过，并且其费用高昂。她的家人代替她回答，不管遇到什么困难，只要对治疗有好处，我们都用！医院将需求反馈到相关医药企业，企业那边报价为2万多一支，这个药需要用4支，其家人毫不犹豫地同意了，后经医院领导及药剂科同事与厂商协商，每支又优惠了几千元。阿依夏木说："我每月工资固定，又在2002年搬了新房子，转年就得了这个病，经济方面有难处。医院同事关心我，一共捐了 6 万多块钱，再加上药品的优惠，给我减轻了很多经济负担。"

就这样，阿依夏木成为新疆第一位使用利妥昔单抗注射液的淋巴瘤患者。使用一个疗程后，阿依夏木复查胃镜时惊喜发现，胃上所有的淋巴结肿块都不见了。这个消息给了她很大的鼓舞，让她有动力完成全部 6 个疗程的化疗，也更有勇气面对下一阶段加倍痛苦的自体移植。

时至今日，阿依夏木回忆起做自体移植的日子，依然会用"恐怖"来形容。早在病情告知阶段，医生就说过，像她这样的淋巴瘤晚期患者必须要做造血干细胞移植，否则寿命仅有 3 个月。阿依夏木想起自己当护士的时候，见证过很多患者病情严重到命悬一线，不得不使用镇静剂和呼吸机维持生命，当时她感觉离他们很近，但这样的痛苦离她又很遥远。可当她自己入住移植舱的时候，渐渐地对那些挣扎在生死线上患者的痛楚感同身受，看到进舱前亲人焦急的目光，她也更能体会到护理工作的温度。

纳尔逊·曼德拉说过："勇敢的人并不是感觉不到恐惧，而是征服了那种感觉。"阿依夏木就是这样，她对于进舱移植怀有恐惧，只是在直面恐惧后快速克服是她此时唯一的选择。"做移植相当于死过了一回，"她在采访中不止一次这样说，"因为移植前要进行大剂量的化疗，以杀死所有肿瘤细胞，等坏死的细胞完全清除后，再移植自身健康的造血干细胞，整个过程确实很恐怖。"2004年6月，她正式进舱，由于化疗的副作用，她的头发掉光了，面色枯黄，身形消瘦，整个过程让她难受得死去活来。最终，痛苦没有白熬，在移植舱内治疗了24天后，体内的肿瘤细胞被清除干净，阿依夏木顺利出舱了，她的身体也感觉舒服多了。休息了两个月，血液科主任建议再巩固一下治疗效果，因此她又做了三个月的放疗，才彻底完成所有治疗。

如今，回忆起治病时的艰难岁月，阿依夏木依然颇感欣慰，自己、家人和同事的坚持取得了极好的结果，"肿瘤君"一去不复返，再也没来打扰过，就连当初做活体组织检查时留下的瘢痕也都随风而逝了，那场疾病终于如噩梦一般散去。她不由得感叹："坚持就是胜利，发生任何不幸，唯一能做的就是坦然面对。当然，好的条件与环境更容易造就好的结果。"

劫后余生的人更容易感恩生命的赐予，现在的阿依夏木对生活很满足，她说，只要每天睁开眼，就能看见幸福。

让自己活得好，才能看到美好的未来

当然，恶性肿瘤的影响的确不容小觑，阿依夏木完全缓解后很长时间都会感到四肢乏力、心情郁闷，事业也一度中断。自从 2003 年 12 月确诊淋巴瘤以来，历时一年多的治疗和休养，她才重新回归工作岗位。医院院领导特别关照，让她继续留在护理部工作。护理部还特意给她安排了一张床，方便随时休息，中午也不用回家，亲人会做好午饭送到单位。"重新回到岗位后我每天上班还不算太累，慢慢地适应了新的工作节奏。"阿依夏木说。后来医院成立了一个护理质量督导组，以便了解护士服务患者的态度和质量，就请她来负责，相当于把她从临床抽调到行政部门，她的工作也相对轻松多了。

经历了这一场生死考验及从护士到患者的角色转变，阿依夏木发现自己更加热爱护理工作了。生病之前，作为护士的她虽然同样尽职尽责，用专业技能为患者保驾护航，但是总感觉与患者之间像隔着一道帘子，无法与患者感同身受。当角色转换，让她从工作中抽离出来，亲身体验到了患者的感受，更懂得了患者及其家属的需求。再重新回到工作岗位后，她给自己立下了新的工作原则："对待患者要像对待自己的亲人一样，多给他们一些温暖和爱。"

转岗之后，阿依夏木依然保持着医务工作者的初心，继续为患者服务，那段刻骨铭心的治疗经历也在无形之中成为她的一笔财富。同院医务部有一位来自库尔勒市的女干事，才 20 多岁就确诊了淋巴瘤，这位年轻的姑娘一时接受不了，对前途和未来丧失了信心。领导找到阿依夏木，请她和那位姑娘谈谈心，分享一下治疗经验。她毫不犹豫地答应了，找到姑娘推心置腹地聊天，减少她的恐惧感，并经常到病房与之交流治病心得，两人相处得像亲人一样。在阿依夏木的鼓励下，那位姑娘勇敢地面对病情，治疗情况良好，治疗结束后回到家乡过上了平静的生活。新疆的当地媒体也多次采访阿依夏木，请她介绍肿瘤治疗及康复经验，她都会毫无保留地与大家分享，这让更多病友燃起了治愈的希望。

2013 年，阿依夏木光荣退休，在这之前她已获得主任护师职称，而她曾为之奋斗一生的医院，如今已是新疆最大的三甲医院。看着曾经的同事依然废寝忘食地工作，阿依夏木也常常提醒他们，既要为患者着想，也要为个人和家庭着想，该休息的时候就好好地休息，对自己关爱多一点，健康第一。

退休以后，阿依夏木的生活变得色彩斑斓起来。平日里，她会和社区里的姐妹们一起聊天、锻炼，还经常参加公益舞蹈演出。她还爱旅游，每年夏天去新疆南部，每年冬天去三亚，虽然工作时出差去过国内一些城市，但现在去远方旅游的冲动更加强烈，她想逛遍中国的大好河山。当然，她最爱游玩的地方还是自己的家乡。在外人眼里，新疆很遥远也很神秘，地域特色似乎永远是"水晶般的冰山""野马似的雪水河"，以及"一马平川的戈壁滩"，但阿依夏木却说这不准确，她说："我们新疆非常美，变化一年比一年大，戈壁滩很少见了，到处都是旅游景点。"在乌鲁木齐，她每周都要抽一天时间去南山风景区，或观三峰叠影，或望白杨飞瀑，或觅幽谷翠烟，或闻牧野菊香。有时候，她站在高处望着山脚下沐浴着明媚阳光悠闲吃草的牛羊，会忽然想到，也许这就是生命吧。

万物生长，家庭亦如是。阿依夏木的儿子早已娶妻生子，孙子也一天天长大，他们每周回家探望她。阿依夏木至今已完全缓解20多年了，能看到晚辈成长着、幸福着，已经感到很满足了，活着真好，只有活着，才能享受生活，才能看到美好的未来。

生命一度偷偷从阿依夏木身边溜走，她一把抓住，从此牢牢不放。这个以月亮为名的女子，注定会继续播撒光明。

14

心存信念，
总会发生奇迹

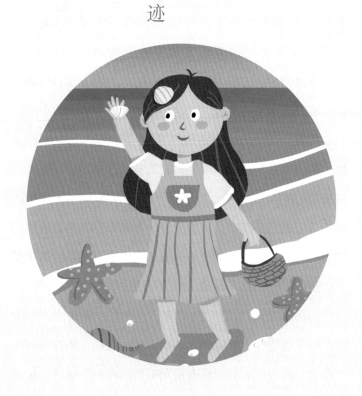

▶ 被采访者：西琳爱

28 岁罹患 T 淋巴母细胞淋巴瘤，骨髓侵犯 24%

异基因造血干细胞移植让她重返人生主场

不服输的女子

"得癌症都没挂的女人可不是个摆设，咱们玩过的都是高端局"，被新型冠状病毒奥密克戎变异株袭扰的日子，西琳爱在微信朋友圈写下这句玩笑，以宽慰那些挂念她的朋友，而她的微信头像，也就是宫崎骏动画电影《魔女宅急便》[1]中的主人公琪琪，正微笑着望向远方。

西琳爱经历过比新冠病程更漫长、更痛苦的抗瘤历程。据临床上不完全统计，这种疾病多数患者的生存期只有 6 个月，而她的生存期超过了 14 年，正如魔女琪琪那样，相信"每个人都有与生俱来的特质，最后一定能苦尽甘来"，并且把人生过得欢乐而辽阔，见识到了更广袤的世界。于她自身而言，在忍受了一番病痛的折磨后最终成功渡劫，似乎以后没有什么疾病不能治愈，没有什么阴霾不能驱散；而在别人看来，她简直活成了现实中的奇迹。

病痛的原点，始于 2008 年。那时候，西琳爱偶然发觉左眼里长了一个小疙瘩，不痛不痒。最初，她并没有放在心上，因为当时公司里有位同事也有相似的症状，经确

---

[1] 《魔女宅急便》：吉卜力工作室以角野荣子的同名小说为蓝本改编的动画电影，由宫崎骏担任导演，讲述的是魔法少女琪琪离开家进行独立修行的经历。

诊是睑腺炎，切除之后就恢复如常了。然而，西琳爱在几个月后渐渐发现情况不对，在很短的时间里，右眼里也长出了小疙瘩，同时额头左侧及左乳上皮肤粘连的部分都长出了 1 cm 长的肿物。不仅如此，她还经常出现盗汗、持续低烧、免疫力低下等症状。于是，2009 年的整个夏天，她四处求医问药，先是跑了老家的 4 家医院，然而都没有给出明确的诊断。接着她又在母亲的陪同下来到北京的医院就诊，眼科医生告诉她，这可能是淋巴系统疾病；后来她又找朋友到眼肿瘤科挂号，一位主任盯着她的眼睛凝视了 3 秒，说凭自己的临床经验来看，这很可能是淋巴瘤。后来医生对她眼部肿物进行了手术，从下眼睑切除了 2.5 cm×3 cm 的肿物，又经过化验、活检，以及将近 2 周的等待，最终确诊为：高度恶性的 T 淋巴母细胞淋巴瘤Ⅳ A 期，已侵犯骨髓 24%。

这到底意味着什么？ T 淋巴母细胞淋巴瘤，临床上相对罕见，好发于青少年，男性较多见。这种淋巴瘤恶性程度极高，通常会累及纵隔、骨髓和中枢神经系统。在未得到有效治疗的情况下，患者通常在半年内因淋巴瘤的大量增生而压迫其他器官，进而引发多器官功能衰竭，甚至侵犯骨髓，引起感染或者失血性休克，直至危及生命。西琳爱和其家属被医生告知，由于病情危重，即便得到及时治疗，她的一年生存率可能仅有10%。这位年仅28岁的女子，患上了一种临床上较为罕见的淋巴瘤，且已侵犯骨髓，活下来的可能性微乎其微……种种小概率事件叠加在了一起，可以说，她几乎已经被"判死刑"。

遭逢噩运，西琳爱没有时间沮丧，而是努力调整自己的情绪，做到镇定、勇敢、坚信。"医学数据中这种疾病的存活率真的很低，因为这毕竟不是常见的淋巴瘤，不要去问医生有多大的希望，百分比是多少，就个体而言是1和0的可能，即要么活着，要么死去。要做的是，坚信你就是那个能活下来的人。"西琳爱后来在笔记中坦言。她从来不服输，也不会哭泣，她知道与其那样，不如冷静思考究竟要怎样活下去。

北京落叶的季节，西琳爱住进医院，没过多久便开始了化疗。每一次化疗，药物都从胳膊上的PICC管，一直通向心脏。化疗副作用很大，她的头发会大把大把地脱落，化疗过后会引起骨髓抑制、发高烧，心率会加速至120次/分，从而不得不依靠吸氧维持生命。即便这样，西琳爱也从来没有哭过，而是默默承受下来，不想让身边的人为她担心、为她难过。最让她感到难受的是，化疗导致满嘴的口腔溃疡，任何食物都难以下咽，但她总会强忍着痛喝下每一口水、吃下每一口饭，并且笑着对家人说：

"没事！我能吃下去。我明天就好了。"她知道，接下来还有下一个疗程、下下个疗程，她必须储存足够的能量，才有可能取得最后的胜利。

在医院病房里，总能看到生命流逝，有人见之颓靡，有人见之坚毅。一天清晨，前一日刚做过骨髓穿刺的西琳爱先被抽了 8 管静脉血，马上又做了腰椎穿刺——医生说这种高度恶性的淋巴瘤对中枢神经侵入性极强，为防止肿瘤侵入引发的失明或失语，要通过狭小的腰椎将药物注射入脑脊液里。就在她做完腰椎穿刺卧床休息的时候，邻床 73 岁的奶奶在家人的送别中离开了。她想起这位老人曾因为不能承受化疗药物的不良反应在病床上躺了 7 天。如今到了离别的时刻，她的心头不禁泛起一阵酸楚。"说一声再见"，这句《漫长的告别》[1]里的箴言让人神伤，也让人顽强。西琳爱当然懂得向死而生的道理，她见过生命的流逝，也期盼着生命的延续，尽管不知道自己的生命尽头在哪里，尽管化疗副作用让人痛不欲生，她还是会在日记里鼓励自己："赶快好起来！看看你的父母，他们不能没有你！他们只有你一个女儿！你有顽强的生命力！这些疼痛过后你会获得新生命！"每当度过一道难关，或是化

---

[1] 《漫长的告别》：美国推理小说作家雷蒙德·钱德勒创作的长篇小说，写的是硬汉侦探马洛如何完成对朋友的承诺的故事。

疗，或是骨髓穿刺，或是腰椎穿刺，西琳爱常常看着灿烂的阳光照进病房，对着窗外果实累累的柿子树会心一笑。

🖋 第二次生命

西琳爱很不幸，患上了罕见的高度恶性肿瘤，但相对幸运的是，她对化疗药物极其敏感，没有产生耐药性，仅仅1个疗程肿瘤就慢慢消退了，之后的3个疗程基本上起到的是巩固、维持的作用。在开始化疗之前，医生就为她详细阐述过治疗方案：先进行4个疗程的化疗，快速控制淋巴瘤的增长速度，减少淋巴瘤细胞的数目及比例，达到临床缓解后，再进行造血干细胞移植，重建造血功能及免疫功能，以达到长期生存。

造血干细胞是骨髓中具有造血潜能的一种细胞，具有分裂、增殖和分化功能。造血干细胞移植有两类：一类是自体造血干细胞移植；另一类是异体（又称异基因）造血干细胞移植。前者造血干细胞源于自身，极少发生移植物排斥和移植物抗宿主病，并发症少，多针对危险程度较低的淋巴瘤；后者源于正常供体，无肿瘤细胞污染，且移植物有免疫抗肿瘤效应，复发率低，治愈率高，适应证广泛，甚至是某些疾病唯一的治愈方法，但供体来源受限，易发生移植物抗宿主病，并发症较多，移植相关的死亡率高，多针对危险程度较高的淋巴瘤。西琳爱所患的 T 淋巴母细胞淋巴瘤，十分凶险，医生决定采用异体移植，而她没有兄弟姐妹，暂时无法在家属中配型，这就需要花时间等待骨髓库配型合适的骨髓，成功率仅为 1/20 万。

从寒露到次年立春，新的一年花都快开了，合适的配型还没等来，这段日子西琳爱满是焦虑，但也满是温暖，因为身边的亲人、朋友、同事在得知她患了重病，仅移植费用就需要 50 万元时，他们纷纷慷慨解囊，才短短的几天就捐了 6 万多元。有一些好友不仅捐款，还远赴五台山、玉龙雪山为她祈福；还有两位 10 年没有联系的朋友千里迢迢赶来北京看望她……起初，西琳爱没有把自己生病的事告诉身边所有的人，但是很多朋友在知道消息后马上与她联系，尽己所能施以援手，这份情谊让她倍感欣慰，也增添了活下去的动力。

尽管西琳爱主观上求生意愿强烈，但是从客观上来说，合适的骨髓配型一直没有出现。医生只好在西琳爱父母中选择一个相对合适的骨髓，就在 2009 年冬日将尽之时，医院为他们做了 HLA 高分辨配型检验。如果配型成功，也就意味着，父母将给她第二次生命。

　　谈到家庭，西琳爱坦言，自己的性格就深受原生家庭的影响。在她看来，父亲家庭责任感不强；母亲从小命途多舛，不善言辞，却始终把家庭重担扛在肩上。母亲年轻时做过钳工，和男人一样做重体力工作，长年超负荷劳动导致她的颈椎变形，即便这样她也没有半点怨言。西琳爱从小就立志要让母亲过上好日子，19岁便工作养家，谁想如今重病来袭，仅治疗费就要几十万，父母一度想卖房凑钱，她感觉自己像一个来讨债的孩子，心里充满了愧疚感和负罪感。"我不想拖累任何人，有时候我觉得生活实在太累，却又放不下很多东西。"她无奈地说。受原生家庭的影响，西琳爱的性格既有坚韧、不服输的一面，也有敏感、恋旧的一面，她说："真的别对我好，纵然只是一点点的好，我都会留恋、舍不得。现在有心人不多了，有时想起那些对我好的人，帮助过我的人，即便只是那么一瞬间的记忆，我都会为之感动落泪。"

　　这一场重病，是一次磨难，也是一次拉近亲情的机会。经过配型检验，父亲与她骨髓配型成功，并且在整个治疗过程中，甘愿为拯救女儿付出所有，无论时间、金钱，还是生命。西琳爱将父亲所做的一切看在眼里，抛下了过往的抱怨，剩下的唯有感恩。

　　就在惊蛰这个万物复苏的节气，西琳爱入住移植舱，准备进行异体移植。在这之前，首先要进行大剂量的化疗，剂量大约是平日的 10 倍，持续了十天左右，她的白细胞很低，整个口腔都起了溃疡，喝一口水都会感觉疼痛，每天只能进食水果、米汤。医生为她注射了升高白细胞的药物，以改善白细胞的状况，减少因此带来的感染风险。在舱外，父亲连续两天采集到足量的造血干细胞，以备供给。西琳爱早前见过其他供者在采集完造血干细胞之后的状态，记得一位 30 多岁的男性在做完采集后不能走路，是被两个人架回来的。而父亲已经 55 岁了，年龄处于亲属捐赠者的上限，万幸他的状态还好，采集完毕还可以自己走到移植舱外面，隔着门窗看望她。父亲的血型是 AB 型，西琳爱的血型是 B 型，血型不合虽然不影响成功率，但是在采用新的骨髓造血干细胞之前，必须移除她原来骨髓内的红细胞或血浆，简单来说就是换一遍血，才能将供者的造血干细胞输注体内，否则会引起严重的溶血反应，导致受体死亡。这样一来，西琳爱体内的 B 型血被分离机抽了个干净，接着输注父亲的造血干细胞，让父亲的血流淌进她身体里的每一条血管，她的血型也转为 AB 型，父女俩的血型完全一致了。

从进舱到出舱，西琳爱仅仅用了 23 天，而其他患者往往需要更长的时间，"因为那里面我实在不想待了，环境让人很郁闷，感觉要得幽闭恐惧症似的。"西琳爱说。

然而，出舱并不意味着痛苦结束，反倒是新麻烦的开始。由于父亲的骨髓配型与她的10个基因并不是全相合，而是只有4个基因位点相符的半相合，这就意味着她在做完异基因造血干细胞移植之后势必会产生"移植排斥反应"，即进行异体移植后，外来的移植物作为一种"异己成分"被免疫系统识别，后者发起针对移植物的攻击、破坏和清除的免疫学反应。果然，在移植之后的几个月里，西琳爱经历了长期且强烈的排斥反应：先是皮肤排异，全身几乎脱了一层皮，紧接着起皮疹，后来不得不靠吃激素药物将其压制下去；肝脏排斥反应来得更为凶猛，胆红素数值异常，转氨酶数值更是飙到1400 U/L，是正常值的35倍，其间她呕吐得很厉害，且眼白一直发黄，护士为她连续输注了3天保肝药物，才使症状缓解；后来她又暴发了急性膀胱炎，膀胱出血继而出现血尿，持续了4个多月，这使她整宿不得安眠。

回首那一年多接二连三的种种身体折磨，西琳爱认为世间最严酷的刑罚也不过如此，不必说180多次扎手指、8次腰椎穿刺、10次骨髓穿刺，更不必说化疗期间经历的高烧、口腔及食管的溃烂，以及每日十几次的腹泻，单是那些移植后的排斥反应，就让她痛到死去活来，有时不得不依靠吗啡来镇痛。有些时候，她感觉自己的意志正在被病魔一点一点吞噬，白天在人前忍住不哭，夜静更深之时才会任由泪水打湿枕巾，尽情宣泄。何时才是尽头呢？医生介绍说："她现在的体质与机能很弱，几乎没有免疫力，预计一年半之后免疫系统才会重建。"尽管希望的隧道口看起来还是很遥远，但当她得知那个出口是存在的，就笃定地告诉自己：我要坚持！

出舱半年之后，西琳爱明显感觉到身体状态好转，她可以安心地吃下一碗饭，安稳地睡一整晚觉，放心地在户外散步、晒太阳，但是与完全康复还有一段距离，未来依然是不可预测的。她就这么熬着、盼着，不知不觉到了2011年春节。这时医生找到她，与她开诚布公地深谈了一次。医生说："如果能再熬过这一年，癌细胞没有再发展的话，之后复发的概率会很低；如果不能，那么她的寿命可能只剩一年了。"西琳爱回答说，自己依然会面对一切，并且很庆幸老天多给了她一些时间，可以孝敬年迈的父母，可以看着孩子一天天长大，此时她已经坦然接受所有可能的结果。

巧的是，在这之后，"肿瘤君"对她的态度亦如是。

逆风翻盘，活成自己想要的样子

人，在经历过生死考验、炼狱般的磨难之后，会以什么样的态度面对往后余生？

西琳爱的答案是，把每一天都当作最后一天来过，让生命的每一分钟都有意义。她看过一部电影《最后的假期》，女主人公乔治娅被医生告知患上了一种绝症，生命最多还有 4 周，乔治娅没有自怨自艾，而是选择遵从内心的冲动，取出所有积蓄，奔赴梦想之地，度过最后的假期，去做自己，去完成那些一直想尝试却从未能实现的事情。珍惜当下，多点欢乐，多些感恩，以更大的勇气和决心，逆风翻盘，活成自己想要的样子。

早在刚刚入院治疗的期间，西琳爱便在病床上拿起了纸笔，左臂任由 PICC 管输入化疗药物，右手则专注画画，从学着让一根线条流畅开始。在她看来，儿时爱画却没机会学画，既然现在时间充裕不妨一试，信念就像长长的发丝，即便脱落也终究会重新生长，正所谓念念不忘，必有回响。

生活不只有一地鸡毛，还有诗情画意。她终于有时间去感受古筝的云淡风轻、新世纪音乐的缥缈空灵、中国水墨画的气韵生动。肿瘤完全缓解之后，她也更有精力去亲近自然，居家在透明器皿里培育清新悦目的绿植，去海边拾贝壳、挖沙蟹，去北京的郊野徒步旅行，和朋友们开车自驾，领略无限风光，并且用镜头记录下沿途的一草一木、一花一叶。

路途中，西琳爱结识了天南海北的朋友，结下善缘无数。有些人同为病友，看过她在"淋巴瘤之家"论坛上分享的日志而相识，互相鼓励、互相扶持，共渡难关。

面对那些同病相怜的病友，西琳爱毫无保留，尽自己最大的努力为其解决难题。"有很多病友找到我，想去治好我的医院治疗，我会帮助他们联系我的主治医生、主任、医院，然后和医生交流他的病情，与病友谈注意事项，如化疗期间或恢复期间要注意哪些状况，避免他们走弯路。"西琳爱说。就在接受采访的前一周，她刚刚帮助了一位来自河北衡水的 18 岁男孩，男孩的父亲早逝，母亲务农，自己又患上了 T 淋巴母细胞淋巴瘤。在三伏天里他独自到北京求医，挂号遇到困难。"我们都在'淋巴瘤之家'的微信群里，我问他想在北京住院吗，他说，'想住'。我就联系了北京某医院血液科医生，仅用了两天时间就安排他住了院。我跟主任说，这个男孩家庭情况不好，能不能在用药和医疗费用上斟酌一下。"西琳爱讲述到。不仅如此，她还在朋友圈里为男孩筹款，虽然金额不多，但是孩子的心被温暖了，对她感激不尽。西琳爱觉得，这个男孩和自己的儿子一样大，生活如此不易，自己就想给他一些关爱，不要让他觉得孤单。她的儿子这些年见到妈妈对病友无私的帮助，也耳濡目染受到熏陶，一直鼓励妈妈多做这些有意义的事情。

"肿瘤君"和她分别已久，中间还回来看望过，落脚在纵隔。那一次，西琳爱在医生的建议下，待之以 4 次化疗和 DC-CIK 生物疗法 [1]。"肿瘤君"盘桓了 6 个月，飘然而去，已经十多年没有消息。

西琳爱一如既往地享受生活，岁月静美如谜。如今儿子考入了医学院护理专业，父母身体依然硬朗，她已不再上班，比同龄人先一步领到了退休金，平时还会做一些线上珠宝生意补贴家用。她的人生像一个含泪的微笑，中途经历过重病纠缠而逃出升天，从头开始崭新的生活。在这个过程中，她长大了，学会了承受，也学会了在痛苦之后依然笑着接纳一切。

---

[1] DC-CIK 生物疗法：利用现代生物技术手段刺激自身免疫系统抗肿瘤的一种新的治疗方法。树突状细胞（dendritic cell），也称 DC 细胞，其能够准确识别肿瘤抗原并将信息传递给人体免疫系统，CIK 细胞是人体免疫系统中的天然肿瘤杀伤细胞，可通过发挥自身细胞毒性和分泌细胞因子杀伤肿瘤。二者联合就完成了从辨别肿瘤到消灭肿瘤的全过程。

西琳爱对生活之美的探寻仍然纯粹，像生病之初在病房里拿起纸笔时一样。她希望某一天，可以把自己的画作挂满房间，可以用自己的琴筝弹出乐曲，可以写出自己的微小说，带着恬静的心情，看着身体每一处的伤痕，体会命运带给自己的迥异人生。而过往的血与泪，终将如琥珀一样，在岁月中凝结成诗。

15

努力活好每一天

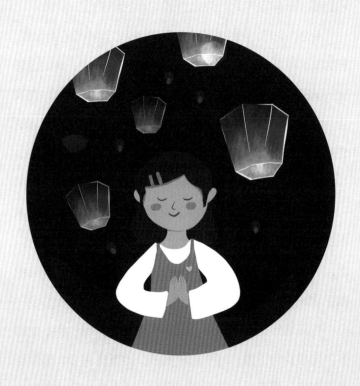

被采访者：吴小梅

►►►

62 岁的复发难治性霍奇金淋巴瘤患者
靠顽强毅力与亲人、医生携手抗癌成功

✎ 我不能倒下

2010年9月，在吴小梅刚刚年逾六旬时，突然发现脖颈右侧有肿块，不久其单位组织体检，医生建议她去大医院复查。之后几个月，她跑去太原市几家三甲医院，专家们都表示问题不大，只是普通的淋巴结炎症。

前后3个月，肿块都没有明显的变化。吴小梅心有疑虑，于次年1月又来到山西某肿瘤医院检查。这一次，她明显感受到了医生检查手法的不同，并为她安排了活检手术。几天后，活体组织检查报告出来了，诊断为经典霍奇金淋巴瘤结节硬化型ⅣA期，已出现结外侵犯，肿块长到了3.5 cm。

吴小梅的确诊对他们全家来说是一个重重的打击。第一个倒下的是她的老伴，那时临近2011年春节，老伴本来就患有基础疾病，加之过度担忧她的病情，心理压力巨大，突然感到天旋地转后晕倒，被儿女紧急送进医院抢救，幸好并无大碍。

看着老伴一下子病倒，吴小梅瞬间意识到：我不能倒下，如果我倒下去，这个家就完了。她下定决心，即便身体再难受，也要和淋巴瘤死磕到底，这是对自己对家庭的责任和担当。

治疗之旅"必胜客"

吴小梅开始了淋巴瘤的治疗,这一路,充满艰辛,非常人所能承受。因她患有高血压、冠心病、干燥综合征等基础疾病,医生为其制定了个性化的化疗方案:先采用蒽环类药物,后改用 COEP 方案,每 21 天为一个疗程。对吴小梅来说,化疗的痛苦程度一次比一次重:第一个疗程,她满嘴起了口疮,口腔内起了一层白膜,舌头轻轻一舔那个膜就掉下来了,更可怕的是,一头秀发大把脱落,镜子里的自己陌生到令自己不敢多看。第一个疗程结束时正赶上大年三十,医院病房里能出院的患者都出院了,她也希望能赶紧回家,与家人一起吃年夜饺子,于是踏着夜色回家了。

第二个疗程是过年以后,吴小梅右颈部形成了深静脉血栓,医生担心引起肺栓塞,便让她转到其他专科医院治疗。经过 15 天的治疗,她的深静脉血栓得到了有效控制后,她再回到肿瘤医院继续淋巴瘤的治疗。第三个疗程,她开始上吐下泻,每天有 4 ~ 5 次,体重明显下降,伴随着四肢无力,走路也必须由女儿搀扶,并且还频频眼冒金星,仿佛眼前绽开了万花筒,还伴有面部奇痒,仿佛有一群小蚂蚁在爬行;第四个疗程,她的身体已经十分虚弱,手部腱鞘炎发作，自己系不上扣子，提不起裤子，不得不让儿女帮忙……

即便在这种情况下，吴小梅也没有气馁，因为她认为已经没有退路，必须勇敢地面对！化疗虽然让吴小梅的身体极度不适，但她依然时常对家人保持笑脸，让彼此放松心情，增强信心。有一次化疗结束，她出院回家的半路上，孩子们问她想吃点什么？从来不吃西餐的她，看到路边有家"必胜客"，就说今天要吃"必胜客"，因为在她看来，"必胜客"这三个字的谐音代表着必须、胜利、克服，是吉祥、幸运的寓意。

治疗的间隙，吴小梅会通过各种渠道了解淋巴瘤的相关知识。有数据显示，霍奇金淋巴瘤治疗效果较好，如果早发现早治疗，治愈率可以达到80%～90%[1]。果不其然，虽然化疗给她带来了无尽痛苦，但是效果显著，2011年9月21日，检查后发现癌症的所有症状都消失了，她达到CR状态。

重获新生，吴小梅珍惜这来之不易的幸运，不久便把微信名字改为"活好每一天"，以表达自己对未来人生的祈愿。自此，她格外重视身体健康，保持着良好的生活习

---

[1]　数据来源：万文丽，田雷.霍奇金淋巴瘤的研究进展[J].白血病·淋巴瘤，2024，23（5）：308-311.

惯和心情愉悦。治疗结束后，她听从医生的建议，定期复查，这三年每次复查身体状况都无异常，她觉得自己慢慢康复了，噩梦不会再降临了。

最近几年，吴小梅过着和普通老年人一样的生活，养生之余，帮忙带孙子。早在患病之前，她就帮着女儿带过外孙；待到她大病好转，儿子也有了孩子，她又坚持去照看孙子，每天早晨坐车赶去儿子家，白天照看淘气顽皮的孙子，晚上再回到自己家里。日复一日，她自认为已经摆脱了疾病困扰，彻底痊愈了，期间还接受"山西健康之声广播"的采访，以过来人身份和听众们分享了治疗淋巴瘤的心路历程。

但是，命运就是如此多舛，就在吴小梅以康复患者的身份接受采访之后的数日，消停了5年的病魔再一次悄悄袭来。2016年11月，吴小梅常常感到腹部疼痛，胃口也不好，医院复查胃镜、CT、B超，结果显示霍奇金淋巴瘤并无异常，医生诊断是胆囊炎、胆结石。外科医生经过检查，决定为她进行胆囊切除手术，手术在11月26日顺利完成。她认为这次总会好的。然而，手术过后不到半个月，她又经常腹泻，便又去到医院，医生说胆囊切除手术后都会出现这样的情况，再观察一下，过几天就会恢复正常。但是，过了一段时间她依然经常腹泻，腹泻从 2016 年底持续到了 2017 年初，她辗转外科、中医科等多个科室求诊，直到 2017 年 2 月，消化内科医生坚持让她做肠镜时才发现大问题。肠镜显示升结肠占位性病变，病理检测发现她的淋巴瘤转化为弥漫大 B 细胞淋巴瘤晚期。与霍奇金淋巴瘤不同，弥漫大 B 细胞淋巴瘤属于非霍奇金淋巴瘤的一种，侵袭性更强。因淋巴瘤位于不停蠕动的肠道，累及范围广，腹腔的肿块，随时有可能导致肠穿孔和大出血，且如果当即手术，一是创口难以愈合，二是这种类型的肿瘤细胞侵袭性非常高，术后肿瘤细胞易转移，届时一发不可收拾！在这两难的情况下，淋巴瘤科与普外科经过几番会诊，最终决定先进行化疗，待病情控制后再考虑进行手术。这意味着吴小梅将再一次接受化疗，就算她意志再坚强，面对疾病的再一次降临也会心生沮丧、恐惧。在她心情低落时，不禁会问自己：怎么噩运总来找我？没有想到淋巴瘤会在自己肠道内二次横行，且比第一次更为严重，致使她命悬一线，在鬼门关走了一遭。

自化疗开始，吴小梅在病房的日子一天比一天难熬，甚至度日如年。前两个疗程的化疗她还能坚持，第三个疗程她的肠梗阻愈发严重，根本吃不下饭，只能勉强喝稀米汤。再后来，她什么也喝不进去了，反倒将胆汁、胃液都吐了出来，最后全面禁食，不得不依靠静脉滴注营养液来维持生命。在第四个疗程，她病情突然加重引发了肠痉挛，疼痛难忍。

6月19日晚8点左右，她腹部骤疼，大汗淋漓，解痉止痛药均无效，快要把她撕裂一般。她记得专家会诊时说过在化疗的第四或第五疗程时，容易形成肠穿孔。值班医生立即检查，并经过 CT 确认就是肠穿孔，便马上送手术室进行抢救。做手术之前，吴小梅时而清醒、时而迷糊，隐隐约约听到有人要用剪子剪开穿在她身上的病号服，她不知道哪里来的力气，突然喊了一声："别给我剪！我的病号服能逢凶化吉，是吉祥物！"说完，她就昏过去了。

吴小梅数不清自己是第几次住院，但每次住院她都不买新的病号服。这套有她体温的病号服陪着她起起落落，每次走向光明时，她都会千百遍地抚摸穿在自己身上的这套病号服，在她的潜意识里这就是吉祥物！

幸运的是手术很成功，吴小梅被抢救过来了。待到她醒来，已经是6月20日了，发现自己躺在重症监护室，戴着呼吸罩，插着鼻饲管，挂着4个输液袋（一般情况下都是挂2个），腿上插着管子在进行血浆置换，腰间挂着引流管，这景象真的惨不忍睹。这样生不如死的日子何时是个头？她每天一动不动地被捆绑在病床上，默默地数着不远处太原机场一架架起飞降落的飞机，从日出数到日落，从日落数到日出，数到第十一天时，她总算脱离了险境，转入普通病房。

吴小梅自认为转出了重症监护室，身体状态就会慢慢好转，可谁承想险境又出现了。2018年1月，第八个疗程结束后，医生、亲友们纷纷祝贺她，重获健康，但不足10日，她出现肺部感染、咳嗽、气喘，体温超过了39℃。经过检查，她的白细胞和血小板都已经降到十分危险的警戒线水平，要知道重度血小板低下随时可能会出现脏器大出血，严重时会危及生命。医生立即给她用上了雾化器及呼吸面罩，并给家属发了病危通知。接下来的几天，她因为高热导致耳朵失聪，左腿还出现了静脉血栓，医生担心这会引发肺栓塞甚至猝死，便不让她下床了。

"这是怎么了，按下葫芦浮起瓢，屋漏偏逢连夜雨，这个病怎么总是没完没了地折磨我。"吴小梅有点灰心丧气地说。她的主治医生觉察到她情绪低落，特意每天来查房时都会鼓励她、安慰她，让她把心里的委屈、恐惧和不良情绪统统发泄出来，还与她促膝谈心，让她相信医生、配合医生。医生对吴小梅说："我们绝不放弃你，你更不要放弃自己，我会给你全方位、全系统的治疗。所谓全方位，包括中药、饮食、生活方式及心理治疗，激发你潜意识的力量。咱们一起战胜病魔，勇敢往前走，创造生命的奇迹！"吴小梅太感动了，她从医生的眼里看到了希望，心里也踏实了。遇到这样负责任并有大爱仁心的好医生是她的幸运。后经过呼吸科、普外科医生会诊，制定了最适合她的治疗方案，一周后病情得到控制，吴小梅的生命又一次回到了自己手中。

2018 年 1 月 30 日，是吴小梅的生日，孩子们给她买了生日蛋糕，与她在医院庆祝 69 岁生日。进入 2 月后，她的身体还是很难支撑，但她强打起精神，含泪唱起了《月亮代表我的心》，细心的女儿给她录了像。这个录像就是她生命的力量，她常看常感动。

2018 年 2 月 15 日，又是一个除夕夜，与七年前的除夕夜一样，医院里的患者又尽可能地出院了，她又被困在医院。也与 7 年前的心情一样，她谢绝了医生护士的挽留，回到家与家人团聚，迎接新年，举杯共庆她再一次新生。有她在，这个家就是完整的！

心怀感恩，终获重生

除了医生的精准治疗和护士的精心护理，吴小梅的亲人朋友也给予了她极大的精神支持。

旧日同学、朋友大多进入古稀之年，他们虽然也都年迈多病，但是都在关心、关注着她，这些同学、朋友通过微信朋友圈知道了她患病的消息，纷纷发来慰问。她因病重抢救的那几日，微信群里看不到她的信息，也打不通她的电话，大家就开始担忧了。有位同学只知道她生病，却不知道住在哪家医院，就挨个医院找，进住院部问寻有没有她这个人。当这位同学赶到她病房的时候，正遇到吴小梅腹痛难忍、呕吐不止。吴小梅见到老同学到来又忧又喜：忧的是，她自尊心极强，不愿意让别人看到自己生病的窘迫、憔悴的状态；喜的是，老同学很在乎她，很念友情，给自己送来了关爱和温暖。

吴小梅自小生活在一个大家族里，亲戚遍布北京、天津、江苏、台湾，得知她生病后，亲人们千里迢迢来太原探望。吴小梅记得，有一位亲戚风尘仆仆赶来，语重情深、嘘寒问暖，临别时对她说："你一定要好起来，我们这个大家庭没有你不行。"亲戚走后，她慢慢体会到这句话的含义：自己不仅仅代表小家，也联结着亲族，像大家族的一座桥，架起千丝万缕的联系，如果这座桥塌了，很多联系也就断了。她决心要让自己这座桥留得再长久一点。

病危期间，吴小梅工作单位的党组织派人来到她病床前慰问她，给她送来关怀和温暖，为她带来救济和爱心。她感到党组织的温暖和依靠，这个力量重千钧。

从 2016 年秋天，到 2018 年 3 月 18 日，煎熬了 500 多个日日夜夜，经 PET-CT 检查显示淋巴瘤再次完全缓解。她终于涅槃重生，获得了新生。

达到这样的效果，是医生、亲人、朋友和吴小梅自己全力博弈得到的，她的意念和毅力成为战胜淋巴瘤的重要基石。整个治疗过程中她从来没有对生命轻言放弃，即使是在 ICU 遍身插满管子的日子。因为她深知，自己如同傲立在寒冬中的梅花，生命的绽放需要刺骨寒风的磨砺。她坚信，随着医学的进步，淋巴瘤患者会有更多的生存机会，只要自己配合治疗，终将战胜病魔。不得不说，强烈的家庭责任感同样是她能冲破淋巴瘤带给她的层层桎梏的力量所在。她明白自己不是只为自己一个人而活着，她是整个家庭乃至整个家族的灵魂所在，有了她整个家才完整。吴小梅有着强烈的自尊心，病痛的打击从未让她失去做人的尊严，她爱美，她要在淋巴瘤这个"敌人"面前展示出自己的精气神，活出自己的范儿。因此在治疗间隙，她习惯与家人、亲友相聚，一起畅聊、唱歌、跳舞，有着别样的优雅从容。

目前，她仍然在抗淋巴瘤的路上乘风破浪！

（感谢刘小云女士对本篇故事的修改润色）

16

让淋巴瘤不再成为
生命的羁绊

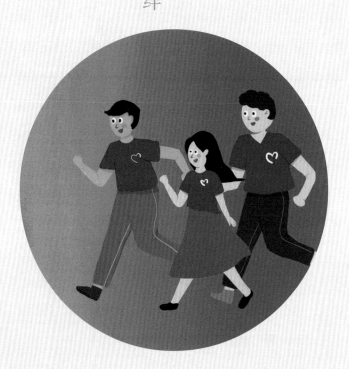

被采访者：洪飞

霍奇金淋巴瘤患者，CR 13 年

"淋巴瘤之家"创始人，以解除淋巴瘤患者的生命羁绊为使命

🖋 从 0 到 1，CR 旅程的守护

"我是洪飞，CR 13 年，是两个女儿的父亲。"

2022 年 10 月 16 日，在成都举办的第二届中国淋巴瘤病友大会上，当洪飞说出这句简短的开场白，台下传来一片掌声和几声惊叹，大约是在感慨，恶性肿瘤患者的人生还可以如此完满！在遭逢淋巴瘤打击之后，不但可以如常人一样健康，还能遇到一位彼此支持的爱人，而且有了两个健健康康的宝宝。

了解洪飞的人都知道，他不只拥有两个可爱的女儿，还创造了一个以患者组织形态存在的"孩子"——"淋巴瘤之家"。"淋巴瘤之家"自诞生以来，成了数以十万计的淋巴瘤病友抱团取暖，用生命影响着生命，用生命改变着生命的避风港。

创造生命、享受生活的体验妙不可言。洪飞说，现在两个女儿天天缠着他，常常挂在他脖子上，给他带来很多欢乐，也带来更重的责任。然而，于他而言，这样的快乐一度是不敢奢望的。

那是 2010 年 5 月，正在北京读有机化学专业研究生的洪飞面临着毕业和就业的压力，他突然感受到了身体的异样。某天午夜，他摸到颈部有明显凸起的疙瘩。第二天

起床，他发觉那个凸起的疙瘩像是肿块，于是他马上赶到医院检查。医生怀疑他患上了淋巴瘤，为了明确诊断并确定分型，又给他安排了淋巴结活体组织检查。

等待结果的那一个星期是最难熬的。毕竟淋巴瘤是恶性肿瘤，可以夺人性命，面对未知的结局，洪飞瞬间感觉人生黯淡了，从没想过自己竟然在最美好的年纪要开始思考死亡。那些日子他忧心忡忡，对前路充满焦虑：自己这个病能不能治好？要花多少钱？重病之后，自己还能找到好工作吗？这辈子还能有机会结婚生子吗？父母的养育之恩，这辈子还有机会报答他们吗？可是这样的焦虑并不能解决问题，思虑过后，他决定面对现实，开始上网搜索并查阅文献，进入了自学淋巴瘤模式。看到某些淋巴瘤分型，他不免心生紧张：假如患上外周 T 细胞淋巴瘤，没有靶向药，疗效不好又易复发，大约只有 40% 的患者会获得长期生存；假如患上弥漫大 B 细胞淋巴瘤，有靶向药但尚未纳入医保，单次就要花费两万多元，家里根本拿不出这么多钱。

又过了一个星期，尘埃落定，洪飞如释重负 —— 活体组织检查结果显示，他所患的是霍奇金淋巴瘤，相比非霍奇金淋巴瘤，霍奇金淋巴瘤治疗难度小、预后好。

洪飞从小在崇明岛长大，本想研究生毕业后留在北京，以研究化学分子和做实验为生，但谁承想淋巴瘤又把他送回上海。他独自在上海的复旦大学肿瘤医院接受治疗，没有让远在崇明岛的父母过问，怕他们担心。治疗过程总体很顺利，这让他有更多的时间去研究淋巴瘤，他说："了解这个病之后，我真的就不再恐惧了。"精神状态甚至放松到了食欲不佳时会偷吃方便面的程度。

医生为他制定的是 ABVD 方案，一个疗程药物总费用 2800 元左右，因为他的学生身份，学校可以报销，每个疗程他只需负担大约 1/10 的费用。通过 4 轮化疗和 17 次放疗，伴随着呕吐、乏力、消瘦、脱发、食欲减退等重重折磨，洪飞的淋巴瘤终于完全缓解了。他自己说，患上的是相对好治的霍奇金淋巴瘤，治疗方案又没有用到昂贵的药物，不会给他家的经济状况造成太大压力，这对他来说是不幸中的万幸。

然而，这段经历使洪飞深刻认识到，并不是每一位淋巴瘤患者都能如他这般幸运。治病的那段日子，他常常跟病友在一个名为"风雨彩虹"的 QQ 群中交流，发现治疗难题无处不在：或因缺乏药物而被迫更改治疗方案，造成无法弥补的遗憾；或因家庭经济困难，买不起昂贵的靶向药物；或因所患上的是复发难治性淋巴瘤，治疗效果差，CR 概率极小；又或因缺乏获取准确信息的渠道，被各种偏方和负面情绪所影响，最终酿成悲剧。

"我能为淋巴瘤病友们做点什么呢？"在治疗结束回到北京继续学业之后，洪飞常常会问自己这个问题。于是他就开始义务地帮外地病友找北京专家做代问诊。2011年，他拜访了北京某肿瘤医院淋巴瘤科著名教授，想邀请其到QQ群里为病友们答疑解惑。教授问洪飞有没有网站，他可以先上去看一看。从教授办公室出来的那一刻，洪飞就打定主意要把这个网站建起来。他的想法也得到了QQ群里病友们的支持，大家有钱出钱有力出力，仅用了两天的时间，属于病友的网站"淋巴瘤之家"就搭建起来了。这样就可以把平时病友交流的问题积累下来，无论是患病中还是康复后的病友，都能在网站上发布自己的心得与疑惑。

2013年12月，洪飞带领另外一个病友和一个社工组成团队，租了一间办公室，"淋巴瘤之家"正式按照一个组织来运营。洪飞给"淋巴瘤之家"设计了一句贴切的标语——只有病友最懂你。新《广告法》推出后，将"最"字改成了"更"字，但初心未变，就是将病友们团结起来，抱团取暖。

这个团队的核心成员以病友和家属为主，有人负责患者服务，有人负责内容制作，还有人负责与国际组织交流合作，虽然各自的工作内容不同，但因为有过淋巴瘤的经历，因此总能站在患者的角度，思考并满足患者的真正需求。

洪飞说，"淋巴瘤之家"的核心使命在于承担社会责任，为病友们提供切实帮助。目前，机构的主要经济来源依赖于企业赞助和各大基金会的慷慨支持。然而，洪飞并未止步于此，他一直在积极探索患者组织自我造血的创新模式，旨在为患者群体提供更多有价值的服务，同时确保员工的收入和福利能够逐步改善。他坚信，"为众人抱薪者，不可使其冻毙于风雪"，每一个为病友付出的人，都值得回报与尊重。

"淋巴瘤之家"在 2011 年创建时仅有 430 名病友和家属，到 2023 年底论坛注册用户已突破 13 万，微信群里的患者约有 6 万，公众号也有 6 万人订阅。病友们分布在全国各地，还有很多海外病友，每年约有 2 万多的新病友加入这个大家庭。"淋巴瘤之家"已经成为中国广大淋巴瘤病友温馨的家园。作为创始人，洪飞帮助众多病友走上了康复之路，在大家心中拥有很高的威望，被亲切地称为"洪帮主"。同事曾经问洪飞，他怎么理解自己开启这份事业的原因？他答道："是淋巴瘤选择了我，而我选择了'淋巴瘤之家'。"

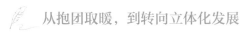
从抱团取暖，到转向立体化发展

由"淋巴瘤之家"引进，人民卫生出版社出版的《淋巴瘤患者生活指南》中写道："每年中国大约有十万人被诊断出淋巴瘤。对你来说确诊后的日子可能是个富有挑战性的时期，但请你不要害怕，我们将为你提供你所需要的各种信息和支持。"

在"淋巴瘤之家"里，淋巴瘤患者可以一站式了解到规范诊疗的知识、新药的前沿信息、护理的指导和经验以及康复病友传递的信心。"淋巴瘤之家"还会组织线下患者教育活动和线上微课堂，创造病友和专家零距离学习的机会，并帮助治疗中有疑问的病友进行代问诊和病理会诊，为危困病友开通紧急救助服务。

随着组织发展逐渐成熟，洪飞期望"淋巴瘤之家"可以承担更多职能，为病友做更多实事、大事。他开始尝试与国际化的患者组织交流，借鉴学习他们的经验。

2017年3月，洪飞赶赴西班牙参加第9届国际患者组织经验交流大会（IEEPO），自全球60个国家和地区、17个疾病领域、238个患者组织中的296个代表参加了这次会议。在和国际患者组织负责人交流的过程中，洪飞发现这些组织的作用不仅仅是患者之间抱团取暖，为患者提供的也不仅仅停留于疾病科普层面，还涉及以患者为中心的全程管理、新药研发、政策倡导等各方面，其中超过40% 的患者组织已参与过新药研发。

这些组织给了他鼓舞。洪飞说，回国之后他就和伙伴们一起商量要积极尝试跟政府沟通，特别是可以通过收集一些科学、真实的数据以展示中国淋巴瘤患者的生存现状，从而推进新药研发。当年 7 月，"淋巴瘤之家"便首次发起"中国淋巴瘤患者生存调查"，并于 2018 年首次组织中国患者参与了全球淋巴瘤患者生存调研。这次调研中，中国患者是全球患者中唯一一个将经济负担作为最主要的负担的患者群体。此后，"淋巴瘤之家"陆续围绕诊疗经历、医疗负担、生命质量等维度持续性地开展了多次调查。国家卫生技术评估专家们也关注到"淋巴瘤之家"持续发布的"白皮书"，高度称赞了"淋巴瘤之家"为此付出的努力。

洪飞介绍，参与调研的中国淋巴瘤患者中，绝大多数家庭的年收入集中在 5 万 ~ 10 万元，而年收入超过 50 万元的家庭仅占极少数，约 1.4%。这意味着，绝大多数家庭在面对未纳入医保的高昂新药和新疗法治疗费用时，显得力不从心。这些费用动辄高达数十万，对于经济困难的家庭来说，无疑是沉重的负担。因此，有些患者为了不再给家人增添压力，不得不在几个疗程后，忍痛选择停药。

　　同时，相较于众多实体肿瘤，中国淋巴瘤的发病率相对较低，被视为一种"小众肿瘤"。因此，许多药企在新药研发初期并未考虑将淋巴瘤作为适应证，如早期的 PD-1 单抗药物在中国的适应证中并未包括霍奇金淋巴瘤。然而，"淋巴瘤之家"的积极呼吁和"白皮书"的发布，让更多人深入了解到中国淋巴瘤患者所面临的生存困境。在"淋巴瘤之家"的努力下，一些国内药企逐渐开始关注并开展 PD-1 单抗药物针对霍奇金淋巴瘤的临床试验，"淋巴瘤之家"还积极协助患者参与临床研究，并促进了新药的快速上市。

　　到了 2020 年，国内已有 3 家企业的 PD-1 抗癌药成功纳入国家医保目录，医保报销比例高达 50% ~ 80%，这显著降低了患者的自付费用。随着 2021 年新版医保药品目录的正式实施，PD-1 单抗药物正式步入医保时代，极大地减轻了淋巴瘤患者的经济负担和心理压力，为他们带来了更多的治疗选择和希望。

　　加速临床研究、推动药品进入医保及新适应证在国内上市，都是患者组织提供的无形帮助，可能无法像当面诊疗那样，被病友们直观感受到，但是不可否认，这些举措终将提高患者的生存概率和生活质量。在这条道路上，洪飞和"淋巴瘤之家"团队始终步履不停。

自 2017 年起，"淋巴瘤之家"与复旦大学附属肿瘤医院的陶荣教授共同发起了"探索未知"项目，该项目针对 NK/T 的治疗方案 GELAD 三明治疗法进行了深入研究，并对 246 位 NK/T 细胞淋巴瘤患者进行了跟踪随访。GELAD 方案在 2023 年被正式纳入 NCCN 指南，为 NK/T 细胞淋巴瘤患者带来了新的选择和希望。同样是在 2017 年，"淋巴瘤之家"还成功劝说相关药企，将 PD-1 单抗药物投身到治疗复发难治性 NK/T 细胞淋巴瘤的药物研究。在 2019 年上半年，全球首个针对 NK/T 细胞淋巴瘤的 PD-1 单抗药物临床试验的数据公布，有 28 例入组患者，总有效率（CR+PR）68%，随访一年的生存率达到 82%，这给以往数据显示的中位生存期仅 3 ~ 6 个月的复发难治性 NK/T 细胞淋巴瘤患者带来了希望。该研究结果被美国临床肿瘤学会（ASCO）会议、欧洲血液协会（EHA）和国际恶性淋巴瘤会议 3 个国际顶级专业大会选为口头报告。

谈起这些事时，洪飞的语气中充满自豪，"在用中国的数据和成果为世界贡献 NK/T 细胞淋巴瘤该怎么治，PD-1 单抗药物要怎么用这件事儿上，是有患者组织的参与和贡献的。"

自 2017 年以来，"淋巴瘤之家"积极与医生和相关药企展开合作，至今参与了 80 多项淋巴瘤药物的临床研究。在推动临床研究进程的同时，我们也协助众多患者顺利进入试验组，使他们能够从中获益，为淋巴瘤的治疗探索贡献了力量。

回顾这十几年的发展，洪飞坦言自己也没有想到"淋巴瘤之家"这样的患者组织可以起到如此重要的作用。创立之初，他都不认为组织有足够的能力长期生存下来，只希望能让病友们有个共同交流的空间，从没想过有一天会推动政策转变及新药落地，在每次努力取得突破的时候，患者组织的巨大能量才得以彰显。因此，在"淋巴瘤之家"发展到第 12 个年头的时候，洪飞决定将组织的使命全面升级，从"病友间抱团取暖"转向"让淋巴瘤不再成为生命的羁绊"。

破除羁绊，改变淋巴瘤病友的未来

几年前，有人好奇地问洪飞"淋巴瘤之家"的发展蓝图究竟是怎样的？洪飞笑着打了个趣儿，本来我是个书翻哪页看哪页，一切随缘的人，但没想到这一路上得到了众多患者、家属、专家、学者、企业、媒体以及社会爱心人士的支持。当我看过《牧羊少年之旅》，才懂得原来我想做的这件事也和牧羊少年一样，得到了全宇宙的加持。在中国，很多患者组织由于能力有限，面临着诸多复杂的生存挑战。"淋巴瘤之家"也是一样，我们的发展蓝图不是一个人拍脑袋就有了，也不是一成不变的，而是围绕患者需求不断调整的动态过程。

2021年11月"首届中国淋巴瘤病友大会暨'淋巴瘤之家'十周年生日会"在疫情间歇期于上海举办。很多人在现场会发出"哇，这真了不起"的感叹。洪飞说，这些年，即便很多事情推进起来非常艰难，他也绝对不会抱怨，相信"一切都是最好的安排"，事情没做成可能是因为各种客观条件限制，向前看就好。

洪飞自我评价是一个耐得住寂寞的人。当初他决心做"淋巴瘤之家"这样一个患者组织的时候，甚至没想过回报是什么。他曾经对记者说，最初自己也有迷茫的时候，不知道这些还有什么意义，但每当他看到病友康复后，在网站上发帖感谢"淋巴瘤之家"陪伴其度过最艰难的日子，就特别有成就感。

多年来，洪飞始终坚持为淋巴瘤患者发声。他经常因出席活动而奔波于各个城市之间，有时甚至起床时都不记得自己身处何地。但问及为何如此辛劳，他坦言："我深信，每多参与一个活动，就能让更多的人听到我的声音，进而有可能为病友们带来实质性的帮助。"当被问及是否曾考虑过放弃时，他坚定地回答："如果我真的放弃了'淋巴瘤之家'，那么这些病友们又将何去何从呢？只有当淋巴瘤被彻底治愈，再无一例新增患者时，'淋巴瘤之家'的存在才变得不再必要。"

不过，"淋巴瘤之家"践行的努力和取得的成绩也让很多国际同行竖大拇指，甚至有些时候，洪飞去国外参加会议时，会被当地患者组织负责人视作全场的"Super Star"（超级明星）。很多国外同行非常好奇，"淋巴瘤之家"是如何靠十几个人的团队，来服务全球最大体量的淋巴瘤患者。"欧美有些国家很小，人口也很少，一个患者组织只管几百个患者"，而在"淋巴瘤之家"，其实是有很多 CR 多年的病友乃至各大医院的血液科专家也拿出个人时间，与"淋巴瘤之家"合作，在线上无私地分享治疗信息和知识。这无形中也减轻了团队的工作压力，最终大家发现，通过医患一起群策群力，使来到这里的每位病友都得到帮助，也是能够实现的。

"淋巴瘤之家"特别鼓励康复病友回到"淋巴瘤之家"，在线下或线上以过来人的经验帮助新病友，告诉他们"淋巴瘤没什么大不了"。所以每每有当初通过"淋巴瘤之家"这个平台获得治疗方法，摆脱了疾病困扰的病友"回家"道谢时，洪飞总会叮嘱："你们康复后在不影响正常生活和工作的情况下，欢迎常回家看看。看到你们，刚确诊和治疗中的病友就知道，即便得了这个病，治愈还是有希望的。"

2022年10月16日，"第二届中国淋巴瘤病友大会"在成都举办，这一届的主题是"一起向CR"。洪飞与参会嘉宾共同为"淋巴瘤之家"升级后的"新Logo"和"新使命"揭幕，坚定了多方携手共同助力淋巴瘤患者康复事业的信心。新Logo以与淋巴瘤谐音的"086"为标志，以蓝色和橙色为主色调，蓝色代表客观、智慧，代表规范化的治疗选择与科普；橙色代表活跃的生命力与喜悦，意味着病友们的生活终将恢复正轨。同时，"淋巴瘤之家"的使命升级为"让淋巴瘤不再成为生命的羁绊"。

要实现CR，还存在哪些羁绊？这些羁绊就是患者的痛点，而解决痛点，满足需求，就是我们"淋巴瘤之家"发力前进的方向。洪飞在会上总结了中国淋巴瘤患者的三大羁绊：第一，患者治疗依从性仍有待提高；第二，患者整体5年生存率相比国际水平仍有差距；第三，新药自付费用高，复发/难治患者的经济负担重。洪飞认为鼓励新药研发是当前破除羁绊、提高患者治愈率的重要抓手。与会专家也表示，近年来淋巴瘤新药进入蓬勃发展的时代，在国家政策的支持和鼓励下，新药加快了上市步伐，医保申报的通过率也会大幅上升。可以说，淋巴瘤治疗的春天已经来了。

让淋巴瘤病友都能用上新药也用得起新药，让淋巴瘤病友的整体 5 年生存率获得进一步的提升，让淋巴瘤不再成为生命的羁绊，洪飞觉得，自己和"淋巴瘤之家"要做的工作还有很多，需要一步一个脚印地踏踏实实走下去。

17

怀念我们心中唯一的『钢铁侠』

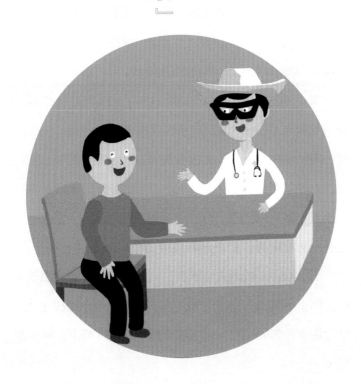

🎬 被采访者：于永刚

原发性骨髓高侵袭弥漫大 B 细胞淋巴瘤，CAR-T 疗法临床试验后 CR
仅以此篇，纪念曾重新给他生命的中国 CAR-T 疗法先行者周剑峰教授

最好的医患关系是彼此成为朋友

2022年3月27日，是于永刚终生难忘的一天。那年，他淋巴瘤完全缓解即将满5年，他也已经从单位提前退休，从家乡武汉远赴宁波，在儿子家含饴弄孙，享受天伦之乐。然而从欢乐的巅峰跌至悲痛的谷底，仅仅在刹那之间——那天上午10点左右，他突然收到一条微信，发信人是武汉某医院的一位护士，当年他在那里治病认识的，内容只有短短几个字："周教授在抢救。"

刚看到这条信息，于永刚心中闪过的念头是："周教授在抢救谁？"作为武汉同济医院血液内科教授、主任医师，周剑峰教授每天都会抢救患者，工作非常忙碌。他以为，一定是哪位大家都熟悉的患者病情危重，周教授在帮忙抢救，然后就发微信把心中的疑惑抛给对方。很快，那位护士又发来消息："是周教授自己在ICU里被抢救。"

于永刚说，听到这个消息，一瞬间感觉就像天塌了一样。那个远处武汉、正在被抢救的人，是他尊敬的医生，是他相交多年的朋友，也是那个把他从死亡线上拉回来的恩公。

通常情况下，医生和患者相识，最常见的场景就是在医院，他俩也不例外。

　　于永刚毕业于华中科技大学，多年来在各大企业、高校讲授企业管理、人力资源管理课程。他最喜欢的动物是猎豹，平日里静待机会，一遇变化便果断出击，所以给自己取了个网名——猎豹刚哥。性格如猎豹，体格也似猎豹，大学期间他就是体育部长，身体一向健壮，然而到了2013年春天，也就是50岁那年，他的体力突然急转直下：颈椎疼痛，四肢无力，走一百米的路程就要休息两三次。不过，由于工作繁忙，再加上对自己身体底子极有信心，他拖了1个多月才去就诊，当时武汉某三甲医院血液科医生经过检查得出结论，说于永刚患的是急性淋巴细胞白血病B型，给出的方案是做15次化疗，每21天1个疗程。

　　"一次化疗就已经让人吃不消了，何况我要做15次！"于永刚说。化疗的一年半时间里，他的身体状况很差，一直在掉头发，并且伴有呕吐、口腔溃烂、造血功能下降等副作用。面对突如其来的厄运，他有过短暂的迷茫和恐惧。他们这一代人，对于"白血病"的认识大多来自日本电视剧《血疑》，知道它是一种流动的癌症，会轻易夺走一个鲜活的生命，就像山口百惠饰演的大岛幸子那样。就在情绪最低落的时候，他从同病房邻床病友那里得到了鼓励和启发。那位病友是一位已退休的中学语文教师，与他同病相怜，常常拉着他一起谈天说地。"这位老师特别乐观，我很幸运跟他住在同一间病房。"于永刚说。他回忆，他们在一起聊过很多话题，有一回分享了一篇文章《台风的中心，风平浪静》，文中说治病好似一场台风，在这个过程中患者自己就是中心，应该像台风眼一样风平浪静，也只有这样，才能够更好地配合医生，获得理想的治疗效果。"他给我的提示非常好，所以我第一个治疗周期的恐惧和迷茫很快就过去了。"于永刚说。病友的鼓励可以给彼此坚持到底的勇气，这也是后来于永刚创建"白雪世界"公众号、病友群分享病友故事的初心。

很多病友因为身患癌症而痛苦、悲观，而在病友的鼓舞下，于永刚一直保持着乐观的心态，与疾病打起了持久战。当然，在旷日持久的战斗中，病房里、病友群里总会有"战友"不幸离开战场，让他出现短暂的情绪波动，但是他始终相信，只要活下去，随着科学不断进步，总有一天自己的疾病将被治愈。

大约在 2015 年初，也就是做过 10 次化疗的时候，他从病友家属那里听到了一个振奋人心的消息：在美国，有一个叫艾米莉·怀特海德的小姑娘，同样身患急性淋巴细胞白血病，采用了一种全新的治疗方法——CAR-T 疗法（嵌合抗原受体 T 细胞免疫疗法），最终痊愈，成为全球首位被 CAR-T 治愈的白血病儿童。"这个成功案例给了我和病友们很大的鼓舞。我们想，只要配合治疗，总有一天中国也会有 CAR-T，到那时我们的疾病就不难治疗了。"他激动地说道。数月之后，他就在武汉当地一家报纸上看到新闻，武汉同济医院周剑峰教授团队在华中地区实施了首例 CAR-T 疗法，治疗复发的急性淋巴细胞白血病，患者愈后良好，肿瘤可能在几周之内完全消失。"我看完这篇文章信心更足了，原来这种全世界最先进的治疗方法已经进入中国了，而且就在我们武汉！"于永刚说。从那时起，于永刚开始在网上搜集周剑峰教授的信息（他在哪里有讲座、活动），以及 CAR-T 疗法的最新进展。不过，当时他还没有成为周教授的患者，没有相见的机缘，这种状况一直持续到 15 次化疗结束之后。

于永刚和周剑峰教授真正结识，缘于一次"乌龙事件"。

那是 2016 年 12 月，当时已经达到 CR 状态的于永刚按惯例到医院做跟踪复查，骨髓穿刺报告出来之后，医生告知他和他的爱人，病情复发了。"我们俩抱头痛哭，就想干脆去旅游算了，不治了，"于永刚说，"后来自己转念一想，兴许还有办法，武汉不是有周剑峰教授吗？"于是，他想抓住这一根救命稻草，就从病友那里要来周教授的联系方式，抱着试试看的心态去联系，先是白天致电，无人接听；再发短信，直到晚上也未见回复。这反倒符合他的预期："本来也没抱任何希望，人家是大教授，你一个患者随随便便发一条短信就能请得到了？"

没想到，当夜凌晨两点多，手机提示音响起来，于永刚马上起床查看，原来是周剑峰教授发来的短信，上面说他正在美国参加学术会议，两日后回国，请于永刚直接来办公室，不用挂号了。"哎呀，我一看非常感动，哪有这种大教授说不用挂号了，直接到办公室找他？而且说实话，我跟他是素不相识的呀。我和爱人激动得一宿没有睡好。"于永刚回忆说。直到今天他仍然为周教授的平易近人而动容。两天后于永刚准时赴约，周教授查看了诊断结果，重新给他做了骨髓穿刺，团队经过数日反复查验，最后正式通知他："恭喜你，病情没有复发。"

原来虚惊一场，于永刚如释重负，仿佛有一种中了大奖的感觉，何况还有意外收获，那就是结识了周剑峰教授。没过多久，于永刚正在读一本关于免疫学的专著，每当有不清楚的地方，就会发微信请教周教授，次次都会得到细致的答复。到后来他有点不好意思，唯恐自己打搅过多，想不到周教授却说："于老师，你没打搅我，我最想听到的就是患者的声音和想法。"周剑峰教授还鼓励他，可以把自己的故事写出来让病友看，让医生看，让医学生看，让他们了解一个患者内心的真实世界，这将是一件非常有意义的事。从此，于永刚注册了"白雪世界"公众号及病友群，开始讲述自己的故事。两人的关系更近了，于永刚有问题就请教周教授，在公众号"白雪世界"上分享故事，周教授每期必看，并会给出意见。

到了后来，两人不仅真的结成了医患关系，友情羁绊也愈发深厚而坚固。

永不停歇的"钢铁侠"

如果说于永刚 2016 年底的那次"复发"尚属于"乌龙事件"，那么次年夏天的复查结果真真正正给了他沉重一击，也让他有机会彻底领教周剑峰教授团队的专业性，以及 CAR-T 疗法的威力。

那是 2017 年 5 月，他照常去医院复查，结果显示红细胞、白细胞、淋巴细胞、血小板数值都有明显下降，"这回我自己也感觉到，可能是真复发了。"于永刚说。于是，他赶忙把检验结果发给周教授，周教授通知他次日就来武汉同济医院住院、检查。一周之后，团队里的一位医生赶来告知，这一次他罹患的并不是白血病，而是原发性骨髓高侵袭弥漫大 B 细胞淋巴瘤。好消息是，淋巴瘤比白血病更好治，治愈率比较高，如果用美罗华这种针对 B 细胞淋巴瘤的药物，也许6 ~ 7个疗程就可以控制住病情。

不久，周教授团队根据分子学的检查结果，进一步明确了于永刚罹患的是原发性骨髓高侵袭弥漫大 B 细胞淋巴瘤伴 TP53 热点突变。人类与癌症相关的基因有两大类，一类是原癌基因，一类是抑癌基因，前者促进肿瘤生长，后者抑制肿瘤生长，而患肿瘤的患者，通常来讲就是有原癌基因突变，再加上抑癌基因被抑制，那么肿瘤就可能发生。具体到于永刚这次，就是抑癌基因 *TP53* 发生突变，意味着传统治疗方案几近无效，因为这种基因对化疗高度耐药。按照统计数据，复发难治的 B 细胞淋巴瘤患者只有6.3个月的中位生存期，长期生存几乎是不可能的，况且还有*TP53*基因突变。到了这个时候，要想彻底治愈，只好冒险试一试CAR-T 疗法了。

周剑峰教授及其团队制定的治疗方案是双靶点CAR-T 疗法，CD19 和 CD22 双靶点 CAR-T 细胞序贯回输。从这时起，于永刚住进了周教授所在医院，开始为做CAR-T 疗法进行一系列准备，中间又回到原来那家医院，做了 96 小时大化疗，只为降低肿瘤负荷。这次化疗过程很痛苦，96 小时中间不停歇，适逢夏至，天气炎热，他身上插了 3 根输液管，难以动弹，人也处于半昏迷状态，偶尔会听到医生来换药，或者家属在为他擦汗。这个过程熬过去后，他又回到医院开始采集 T 细胞，两周之后做序贯回输。

该如何理解"CAR-T"疗法？周剑峰教授曾经对媒体做出过清晰的解释："CAR-T 疗法是从癌症患者血液中收集并分离出 T 细胞，而后在体外进行基因修饰，给 T 细胞装上'识别器'，让它能很快识别肿瘤细胞。同时，基因修饰还会给 T 细胞装上激活信号，让它像带着引线的爆竹一样，只要遇到肿瘤细胞，就发生'爆炸'，把肿瘤细胞给杀死。"

在于永刚进行 CAR-T 疗法的时候，这项技术在中国应用仅仅两年时间，而发生在 2016 年的"魏则西事件"轰动一时，主人公因接受未经审批且效果未经确认的"细胞免疫疗法"而去世，在一定程度上也影响了患者对细胞免疫疗法的认识。毋庸讳言，CAR-T 治疗存在不良反应，其中最重要的不良反应就是"细胞因子风暴"——由于 T 细胞的大量增殖引起细胞因子释放，导致身体出现发烧、肌痛、低血压、呼吸衰竭等症状。

2017 年 8 月 30 日，进行 CAR-T 治疗之前，于永刚把家人都叫来，就怕出现严重后果，自己再也见不到大家。万幸的是，治疗过程很成功，T 细胞回输体内仅用了十几分钟，他感觉很痛快，没有什么不良反应。从做完序贯回输到康复出院，仅仅不到 20 天。又经过一些药物的维持治疗，几个月后，他的活检报告显示，肿瘤已经完全缓解了。

新疗法带来了新生活，于永刚也有了对未来的新想法。他又开始更新公众号"白雪世界"，只不过风格有了变化，从讲故事转变为关于 CAR-T 疗法的科普。之所以产生这种转变，是因为他在这几年治病过程中接触过大量淋巴瘤病友，其中有很多复发难治的患者，他们非常绝望，也没有渠道了解到 CAR-T 疗法的资讯。他把这个想法告诉周剑峰教授，得到了极大支持。每次发表文章，周教授看后都会提出建议，而于永刚会在后面的文章里做一些修正或是补充。慢慢地，"白雪世界"公众号的关注者开始多了起来，"猎豹刚哥"（于永刚的网名）在病友圈里声誉日隆。

同年十月，"白雪世界"病友群来了一位温州病友的女儿，叫晓薇。某日凌晨，她突然在群里呼救，说父亲当天在医院做了 CAR-T 回输，现在呼吸困难，自己在温州非常着急，问病友们可有办法。当时，于永刚正好住在这家医院做干细胞储备，立刻下床走到晓薇父亲的那间病房，只见五六位家属在房间里忙前忙后，十分慌张。尽管夜静更深，但是他看到病友情况危急，还是拨通了周剑峰教授的电话，讲明情况。周教授回答："患者的生命高于一切，你放心，我马上安排。"不一会儿，一位血液内科的副主任医师从家中火速赶来，跟值班医生通力合作，让病友脱离了险境。

这件事催生了于永刚创建另一个病友群的想法，把在治疗的病友拉进这个群，取名"快乐岛"。探讨微信群名字的时候，大家普遍认为不宜用很悲伤的名字，而且这个群的患者多半都是做过 CAR-T 疗法重获新生、找回快乐的。

经过一番筹备，"快乐岛"于 2018 年 11 月创立，"周教授第一时间就入了群，他又把他所在医院的十多位主治医生都拉到了群里，500 人的群里光专家级的教授就有十多位，可以说是相当豪华的。"于永刚说。据他介绍，在"快乐岛"里，近 500 名患者或家属每天各种提问，各种救助非常多，回应任务是很繁重的，而周教授表示，年轻医生还有自己的生活，下班后就让他们尽量休息，不要打扰他们，这样一来，回应的任务就落到了周教授的身上；群友们自发成立了志愿者小分队，定期深入病房探望与鼓励在治病友，周教授每次都积极参加。"我们常常看到深更半夜，周教授还在解决患者的问题，遇到紧急问题周教授会安排主治医生处理，有时，人们甚至还能看到周教授半夜穿着睡衣跑到病房处理患者的紧急问题，"于永刚说，"看到周教授为'快乐岛'的病友们付出了这么多的精力与心血，几乎一刻也不停歇，有时累到身心俱疲，自己甚至有些后悔让他进群。"

2020年初，新冠疫情暴发。于永刚告诉我们，那段日子里，周剑峰教授直接把诊室开在了"快乐岛"，每天都在群里为病友处理各种问题，指导用药和防疫；他同时还承担着国家"芦可替尼用于新型冠状病毒感染重症救治临床试验"的重大项目，巨大的工作压力导致他心力交瘁，非常焦虑，最忙碌的时候他甚至一边输液一边工作。身边亲友见他苍老了许多，他自己也知道："我这5年老得很快。"可是，看到那些亟待帮助的病友，特别是那些来自全国各地的危重患者，周教授根本不允许自己停下来，他的口头语是："哪怕还有1%的希望，只要患者不放弃，家属信任，我们就一起拼命，一起努力。"

每当周教授成功挽救了患者，他都会感到无比幸福。几年前，某位患者的复查结果送到周教授手中，他在笔记本上写下泰戈尔《园丁集》的诗："我的心是旷野的鸟，在你的眼睛里找到了它的天空。"

平日里，周剑峰教授与亲朋好友聊天的话题，不是患者用药指标如何，就是学生又有了什么研究成果，留给家人的时间极少，而家庭生活中赡养老人、养育孩子的重任，就落在爱人胡老师肩上。于永刚转发过胡老师的一篇文章，其中她回忆自己强拉周教授去看电影《复仇者联盟 4：终局之战》，当钢铁侠为了阻止灭霸打响那个毁灭世界的响指耗尽了所有能量，铠甲上的能量环由暗淡进而熄灭，永远地闭上了眼睛时，影院里一片啜泣声。从那以后，周教授便把微信昵称改成了"钢铁侠"。

"他始终有一种英雄情怀，"于永刚介绍，"周教授希望自己像钢铁侠一样，能够在治疗、科研的道路上战胜一切困苦，救更多人于危难之中。"

好好生活，享受人间烟火

电影中，钢铁侠从灭霸手中拯救了世界，但是难以承受无限手套的反噬，付出了生命的代价。而在现实中，无数病友心中那位"钢铁侠"亦遭逢了相似的命运。

2022 年 3 月 27 日 11 时 37 分，周剑峰教授因突发冠状动脉自发性夹层，抢救无效去世，年仅 57 岁。

于永刚收到这个噩耗的时间，大约是上午 11 点 50 分，一位熟悉的医生发来消息：周教授到另一个空间去了，他太累了。"我一听到这个消息，眼泪立刻就流出来了，"于永刚说，"自己那一刻感到剜心般的疼痛。很多病友听说周教授去世都无法控制自己的情绪，同在宁波的一位病友，从那天开始连续哭了几天，这种感情外人难以理解，但是病友之间却能够清晰感受到这份痛楚。"在于永刚看来，周教授在世时总有新方法可以帮助病友，总能给大家带来继续活下去的希望，但是他这一离去，让病友们瞬间失去了主心骨，大家很痛苦，也很迷茫。

一阵凄风苦雨中，于永刚于 3 月 29 日赶往武汉，看望周教授的家人。刚一见面，周教授的爱人胡老师便失声痛哭，于永刚不知如何安慰，便拿出手机里收藏的资料，给她讲周教授与"白雪世界""快乐岛"的往事。慢慢地，胡老师的情绪平复下来，对他说："谢谢你，让我们知道了另外一个周剑峰，我们过去对他还有些抱怨，觉得他给家庭的太少。原来，他是个大爱之人，把所有的爱都给了患者。"周教授的儿子也是刚刚从外地赶回来，看病友们发表的追思文章，坦言自己过去并不了解父亲，今天知道父亲这样伟大，他很自豪。

安葬周剑峰教授的那天晚上，于永刚偶然看到新闻里说，第三次阿富汗邻国外长会议在黄山脚下的屯溪举行，王毅外长曾经盛赞黄山是"山的极品，不仅是中国，也是世界上最美的山"。他忽然想起，安徽屯溪正是周剑峰教授的故乡，是他念兹在兹、魂牵梦绕的地方。记得周教授以前和他聊起过，自己念念不忘黄山风光和徽州文化，更忘不了家乡的那碗馄饨，还要加上新炸的猪油渣。

像"钢铁侠"一样，生活中的周剑峰教授也极富人格魅力。他生性风趣而浪漫，爱读顾城的诗，爱唱歌爱跳舞，大学期间就是全校的舞蹈王子，终其一生都是一个眷恋人间烟火的美食家。2022年春节期间，在周教授的支持下，"快乐岛"举行了"首届病友网上美食大赛"，他兴致勃勃地点评病友家的每桌大餐，但也不忘嘱咐病友们饮食一定要以营养丰富、卫生、易消化、不过敏为原则。

周教授爱美食，却从不饮酒，但是他也说过，愿意为于永刚破一次例。把时间拨回到2021年11月21日，"淋巴瘤之家"成立十周年之际，"2021年首届中国淋巴瘤病友大会"在上海举办，胜友如云，周教授、于永刚也赶来参会，这也是他两最后一次见面。"周教授当时和我说，等明年8月底，你肿瘤治疗完成满5年，咱们俩一起好好喝个酒，破个戒，"于永刚说，"肿瘤患者5年生存期满，的确是值得庆贺的事，但是那一场未赴的酒约，竟然化作了梦幻泡影，永远不会有成真的机会了。"

"好好活着，享受人间烟火"，这是周剑峰教授在那次"美食大赛"后写下的祝福语，也成为他留给病友们的最后一句话。

如今，斯人已逝，周剑峰教授再也没有机会在每周三按时查房了，再也没有机会看着患者一个又一个康复出院了，再也没有机会见证那些最能抚慰人心的人间烟火了。在这世间，他还留下那么多未尽之心愿。

于永刚告诉我们，周教授生前和他聊天，曾经提及自己的3个心愿：第一，更深入地研究CAR-T疗法，让中国的CAR-T技术和治愈率向国际先进水平看齐；第二，降低CAR-T成本，力争让患者不再对动辄一百多万元的CAR-T疗法望而却步；第三，建立一个基金会，专门做患者教育，成为医患之间的沟通渠道，调和医患关系。

作为中国CAR-T疗法领域的追光者，行业内的领军人物，周剑峰教授带着那么多祝福和遗憾走了。接下来中国CAR-T疗法前景如何，他的同事没有答案，他的学生没有答案，他的朋友于永刚同样没有答案。

前路悠长，但是正像周剑峰教授说过的那样："心无旁骛永远地向前走吧！壮丽的风景永在罕远。"